取材してわかった!

成功治療院のつくり方

経営からすぐに取り入れられる
テクニックまで

医道の日本社 編集部 編

contents

［インタビュー］

慈恵医科大学附属病院看護部に学ぶ

フィッシュ！

意識が変わる！

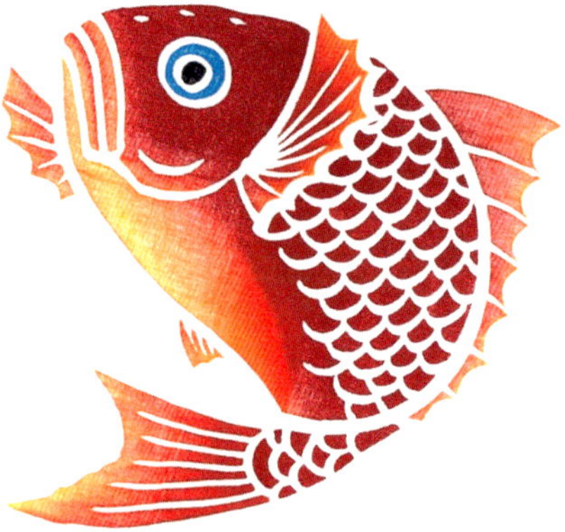

photo：田尻光久、慈恵医科大学附属病院看護部提供

東京慈恵会医科大学附属病院看護部では2004年から、アメリカで生まれたマネジメント手法「フィッシュ！哲学」を導入している。これにより、看護師たちの意識が変わり、職場はポジティブな雰囲気に包まれるようになった。

「フィッシュ！哲学」の概要と、治療院への導入の方法などについて、同附属病院で看護部部長を務める髙橋則子氏に話をうかがった。

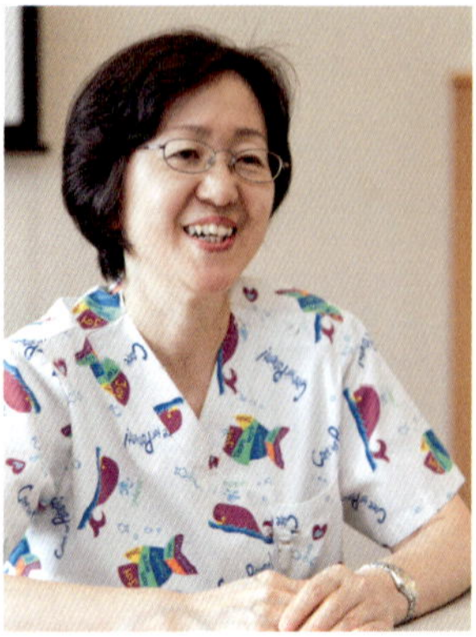

シアトルの魚市場で生まれた「フィッシュ！哲学」

――「フィッシュ！哲学」とはどんなものか簡単にご説明いただけますでしょうか。

髙橋　「フィッシュ！哲学」は、フィッシュ（魚）という名前の通り、シアトルにあるパイク・プレイス魚市場という小さな魚屋から生まれた哲学です。この会社は経営不振職場が変わる!

哲学のススメ

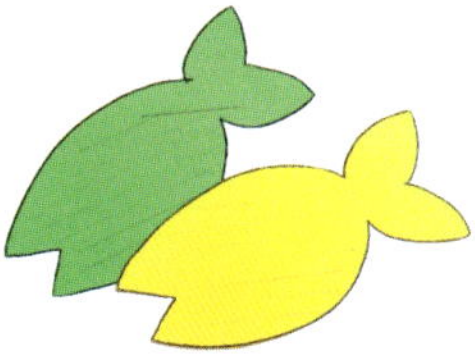

で、倒産寸前。職員のモチベーションも低かったようです。そこで、会社をたたむかどうか、従業員の人たちが話し合った結果、世界的に有名な魚屋になることを目指し、お客さんの目の前で魚を投げ合うというパフォーマンスを始めたり、注文があるとみんなで復唱したりするなど、楽しい雰囲気で仕事をすることにしたそうです。

この魚屋に注目した経営コンサルタント会社が、魚屋を分析したところ、責任を重視する革新的な職場環境をつくり上げるための秘策が散りばめられていることがわかりました。「フィッシュ!哲学」は大きく4つの要素から成り立っていると言われています。

1つ目は、PLAY、「仕事を楽しむ」ということです。職場にユーモアと明るさを持ちこむことで、新しいエネルギーが生まれます。2つ目は「人を喜ばせる」です。自分の求めるものではなく、相手が求めるものを考えます。3つ目は、「相手に注意を向ける」ということです。医療の仕事は、自分を必要としている人と事柄に注意を向ける仕事です。人が求めている瞬間を逃さないようにしないといけません。4つ目は、「態度を選ぶ」です。仕事自体は選べなくても、仕事に向かう態度は自分で選べるという意味があります。

―― なぜ「フィッシュ!哲学」を取り入れようと思われたのですか。

髙橋 2002年に慈恵医大青戸病院事件という医療事故がありました(発表は2003年)。経験の浅い医師が前立腺肥大の腹腔鏡手術を執刀して、患者さんが亡くなった事件です。その事件で、私たちは倫理観を問われ、様々なバッシングを受けました。ドクターたちも危険な手術を避けようとしましたし、患者数も減りました。職員のモチベーションも下がっていました。

元気をなくしていたこの時期に、以前から交流のあったワシントンDCのプロビデンス病院のキャロル・キーハン院長が来日することがありました。彼女は、「慈恵医科大には“ここにいても大丈夫なんだ”という気持ちになれるものが必要だ。そして立ち直る勇気、元気が必要だ」と話し、「フィッシュ！哲学」を紹介してくれました。その後、2004年の夏に、当時の看護部長などが、アメリカで実際に「フィッシュ！哲学」を取り入れている病院に見学に行って、レクチャーを受けて日本に持って帰ってきました。

私たちは「フィッシュ！哲学」を看護師の集合研修から採用しました。以前は講師の前でお茶を飲んだりすることは認められていませんでしたが、研修会場には魚のぬいぐるみを飾りキャンディを用意し、ペットボトルのお茶を置くのもOKにして、雰囲気から変えていきました。研修の内容もたとえば、リーダーシップ研修では、「病気を診ずして病人を診よ」という慈恵医大の建学の精神を体現している人を院内で見つけて、グループごとに発表するようなチームワークを重視するプログラムを増やしました。それによって随分、看護師たちの意識も変わってきたと思います。

フィッシュ!哲学の原理 1
仕事を楽しむ

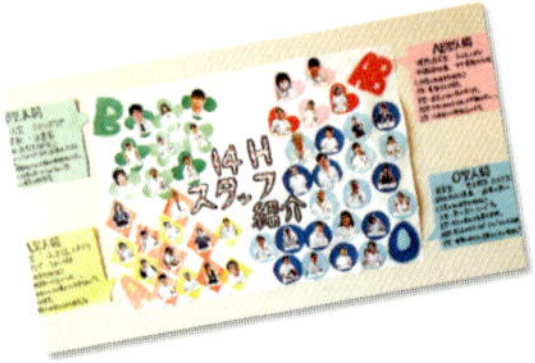

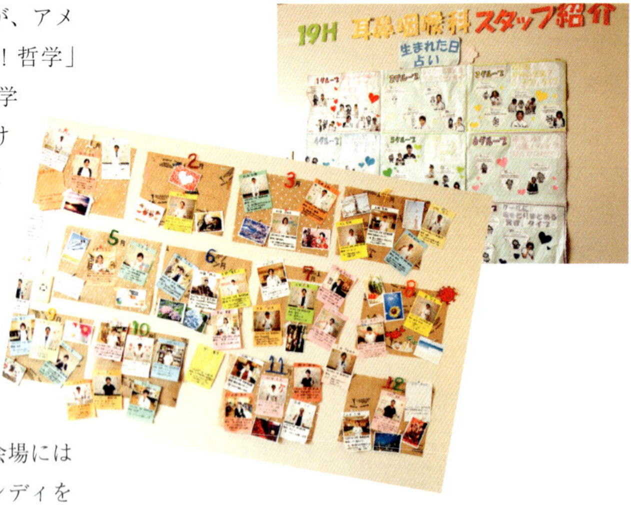

患者さんとのコミュニケーションに役立つ紹介ボード。病棟ごとに、血液型や生まれた年などで分けて掲示。他にも星座や出身地などに分けている場合もあり、工夫は様々。ただし「個人情報でもあるため、写真にしてインターネットで流す方もいるので、そういう不安があるなら、すぐやめる判断も必要」とのこと

患者さんに喜んでもらう様々な試み

――　現在、「フィッシュ！哲学」

の実践として、具体的にどんなことをされているのでしょうか。誰の指示に基づいて行うものなのですか。

髙橋　「フィッシュ！哲学」は、哲学・考え方ですので、すべて主体的なものです。明るい雰囲気になるように、看護師が自分たちの判断で、患者さんのことを考えてそれぞれ行っています。具体的にはいろいろ行われていますが、大きく患者さん向けのことと、スタッフ同士のことに分けて説明できます。

　患者さん向けの話ですと、初期の頃から始めて、今でも続いているものに、スタッフ紹介ボードがあります。看護師だけではなく医師、病棟薬剤師や清掃担当者も含めて１つのパネルに写真と簡単な紹介文を書いて貼り出す試みです。その年によって出身地別や血液型別に分けてみたりしています。そうすると、「あなたもあそこの出身なの？」「A型なんですね」などと、患者さんたちと廊下で話題になり、スタッフを身近に感じてくださるようになりました。

　また、部署ごとに七夕やクリスマス、お正月などでは自発的に飾り付けをして、味気ない入院生活に彩りが出るようにしています。また、夕

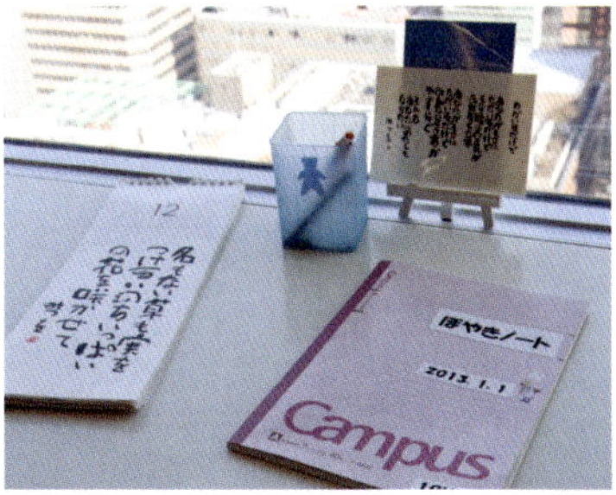
ぼやきノート
2013.1.1
Campus
患者さんとのコミュニケーションに役立つ「ぼやきノート」。こういったものも看護師たちが自ら考え、自発的に行った試みだという。また患者さんと連携して、音楽会や料理教室も開いている

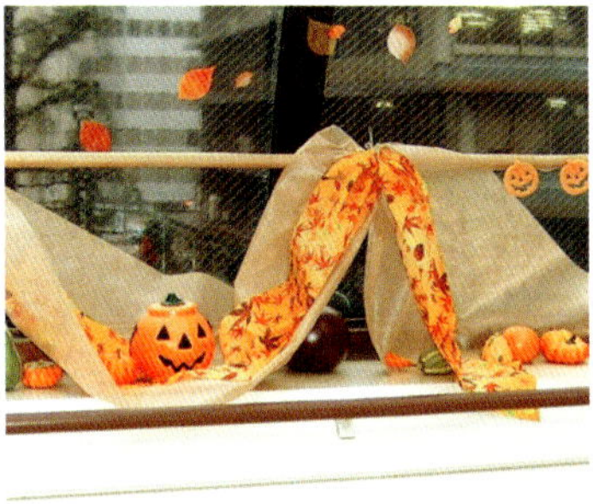

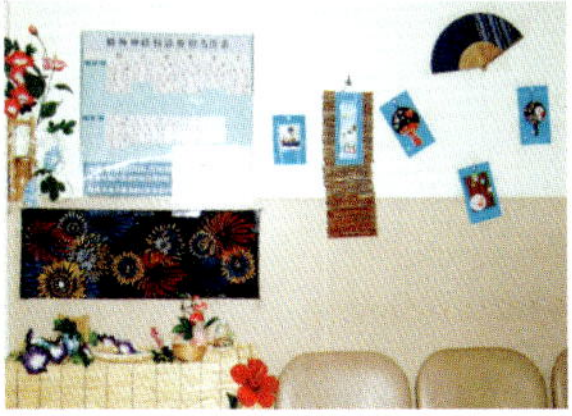
季節ごとの院内ディスプレイの一例。外に出られない患者さんもいるため、自発的に季節に応じた飾りつけを行っている

フィッシュ!哲学の原理
2
人を喜ばせる

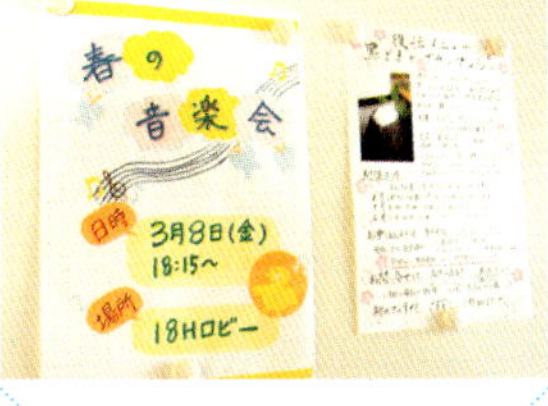
春の音楽会
日時
3月8日(金)
18:15〜
場所
18Hロビー

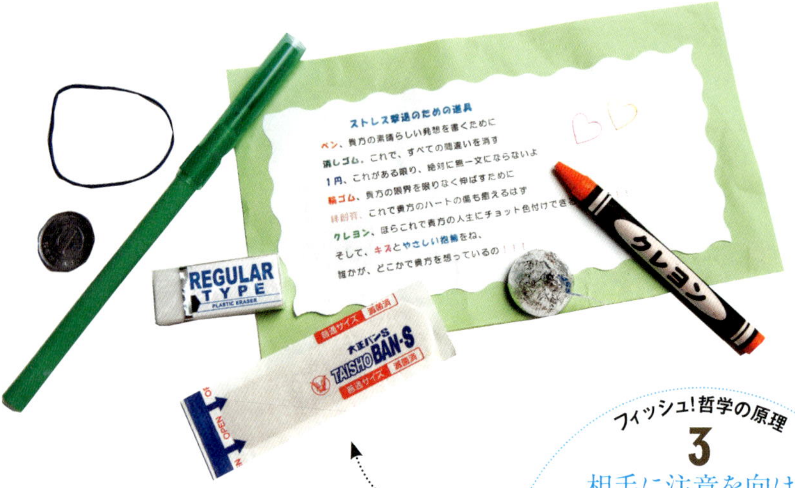
ストレス撃退のための道具
ペン、貴方の素晴らしい発想を書くために
消しゴム、これで、すべての間違いを消す
1円、これがある限り、絶対に無一文にならないよ
輪ゴム、貴方の限界を限りなく伸ばすために
絆創膏、これで貴方のハートの傷も癒えるはず
クレヨン、ほらこれで貴方の人生にチョット色付けでき
そして、キスとやさしい抱擁をね、
誰かが、どこかで貴方を想っているの！！！
REGULAR TYPE
大正バンS
BAN-S
普通サイズ
滅菌済
OPEN
クレヨン

インターンシップに来た看護学生に渡している７つ道具。ストレスをためないようにという願いが込められている

フィッシュ！哲学の原理
3
相手に注意を向ける

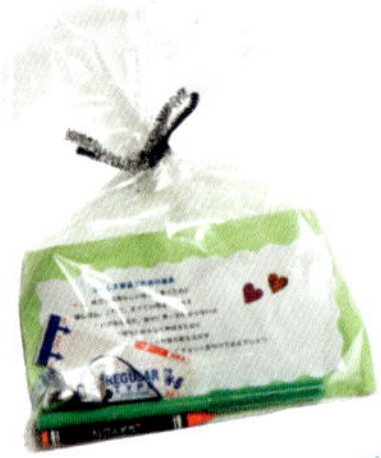

食前の30分～40分を使って、コンサートやイベントを行うこともあります。これは外部のボランティアの人にお願いしたりするのではなく、スタッフの中でたとえばバイオリンを弾ける人がいたり、フルートを吹ける人がいたりしますよね。あるいは、けん玉何段など、芸を持っている人たちが自分たちで行うものです。それも患者さんたちはとても喜んでくれています。

あと、変わったところでは、金婚式の時期に入院されていた高齢の男性患者さんのケースです。奥様と相談しながら、タキシードとドレスを用意して、病室で金婚式をして患者さんをびっくりさせたこともありました。もちろん患者さん本人には内緒です。奥さんと相談をして、家に帰れないのでベッドでタキシードを着てもらい、写真を撮ってみんなでお祝いをしました。

春のお花見も恒例行事になっています。近くに愛宕山があって、毎年桜がきれいに咲きます。人工呼吸器を使っているような患者さんが参加することもありますが、そんなときは臨床工学士やドクターに同行して

もらい、スタッフで協力し合って行っています。

―― スタッフ同士では、どのような試みをされているのでしょうか。

髙橋 私たちが行っていたのは、スタッフルームにサンキューメッセージを貼るという試みです。いつでもメッセージを書けるように、ボードと付箋を用意しておくのです。すると、「◎△さん、あのとき手伝ってくれて本当にありがとう」などと、メッセージが残され、気持ちよく仕事ができるようになります。特に私たち看護師は24時間交代勤務なので、いつでも仲間に会えるとは限らないため、そういうメッセージが残されていると、数日後に来たときに、こんなに喜んでくれたのなら、また手伝ってあげようという気分になれますよね。また、研修の看護師が本採用になったときや集合研修の最後など、節目に称賛や励ましのメッセージカードを贈ることをしています。

大事なのは、無理にやらないこと、楽しむこと

―― 周りの反応はどうでしたか。

髙橋 患者さんには喜ばれていると思います。もちろん苦情もありますよ。「看護師によって、すごくいい人もいるけれど、つっけんどんな人もいる」とか言われたりします。ですが、全体としては、手術から回復した患者さんが歩いていれば、「頑張っていますね」「何週目ですか」というように、みんなで声を掛けています。そういうことは以前よりはものすごくできるようになったかなと思います。

―― スタッフ間のコミュニケーションも変わりましたか。

髙橋 すごくチームワークが良くなっていると思います。外部から研修や見学、実習に来られる人たちが、「よく声を掛け合っていますね」

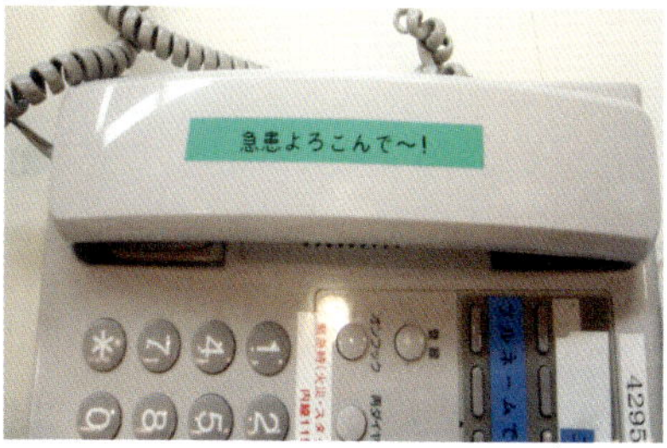

電話対応の態度を改めて確認できるように工夫している

フィッシュ!哲学の原理
4
態度を選ぶ

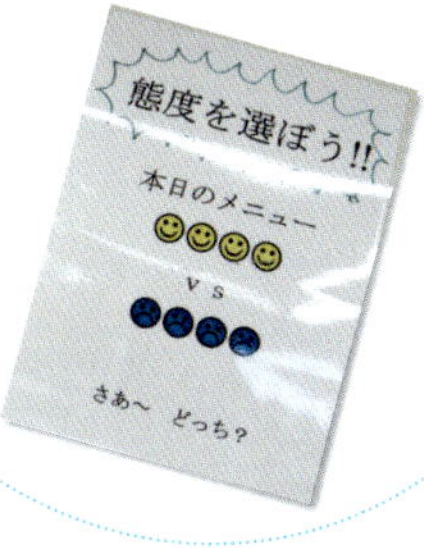

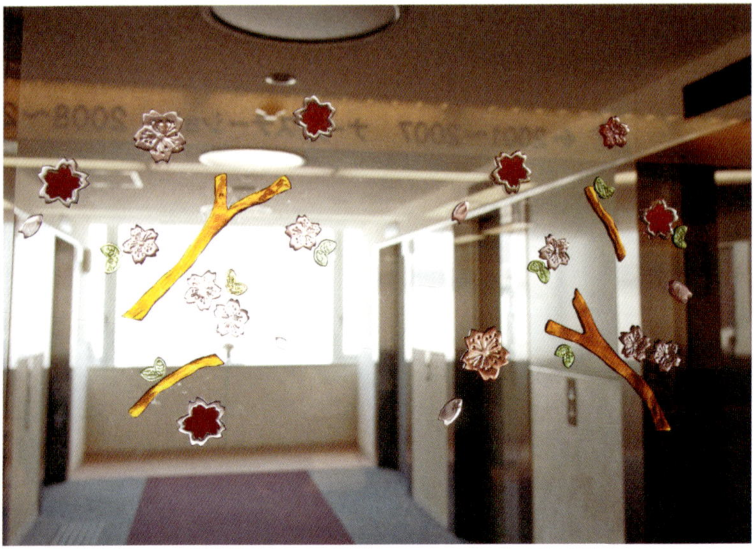

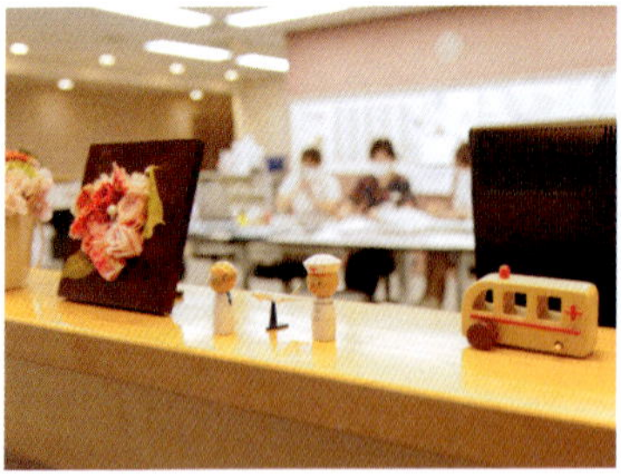

院内のいたるところに飾り付けが見られる。ただし大事なのはやり過ぎないこと、自己満足に陥らないことだという

と言ってくださいます。インターンシップで、就職希望の看護学生が夏休みに2、3日来たときも「自分が実習に行っている病院とは雰囲気が違う」というようなことをよく言われます。

―― スタッフの自主性で行われているというお話でしたが、ご苦労はありますか。

髙橋　最初はやはり「面倒だ」というような反応はありました。そういう反応をしているときは無理だと思い、すぐ引っ込めました。無理やり行うと押し付けたものになってしまいます。自由にやりたいことをやって、患者さんを喜ばせたり、自分たち同士を喜ばせたり、認め合ったりするのが「フィッシュ！哲学」なので、強要しては駄目なのです。特に、上の人たちが勝手に決めて、これをやりなさいとなると、大体スタッフは反発します（笑）。自分たちの中から湧き出てきたときに、やってみて、患者さんが喜んでくださり、スタッフ同士が“楽しかったね”と言い合えるようになるのが長続きするコツですね。

―― 治療院ではどのように導入すればよいでしょうか。

髙橋 率先して院長がやることだと思います。あとは、なるべくノリのよさそうな人に声をかける（笑）。少しずつ行っていれば、他のスタッフの間でも機運が高まってきます。

あるいは、できやすいものから行っていくのもいいと思います。電話の受話器に「急患喜んで」というシールを貼ったりするのはすぐ導入できますよね。治療院でアロマを焚いたりしていたら、今日のアロマは「△◎の効果があるものです」と掲げたりすると、患者さんに喜んでいただけるかもしれません。

―― 最後にメッセージをお願いします。

髙橋 「真剣な仕事場でそんなことをして」という意見もあります。もちろん仕事は真剣にやらなければいけません。確実な治療、的確な説明は不可欠です。ですが、真剣であっても深刻過ぎる必要はないと思います。

スタッフがお互いを認めて注意を向け合うこと、患者さんに喜んでいただけることは、結果的に、いいケアができて、いい医療が提供できるものと思っています。

仕事に向かう態度が変わると、スタッフ同士でコミュニケーションがよくなります。患者さんへの言葉掛けが変わります。自分も楽しくなり、それが人へと移っていく。私たちはそれを「フィッシュ！の感染」と言っていますが、明るい雰囲気で楽しむことはすごく大事だと思っています。

PROFILE

東京慈恵会医科大学附属病院
副院長・看護部長

髙橋則子（たかはし・のりこ）さん

1977年、慈恵看護専門学校卒業と同時に、東京慈恵会医科大学附属病院入職。1991年、日本看護協会看護研修学校看護研修学科（管理専攻）修了、東京慈恵会医科大学附属病院師長。2004年、同附属病院副看護部長。2006年、同附属柏病院看護部長、産業能率大学経営情報学部卒業。2010年、同附属病院副院長・看護部長。2012年、日本看護協会認定看護管理者資格取得。2013年、学校法人慈恵大学常任理事。

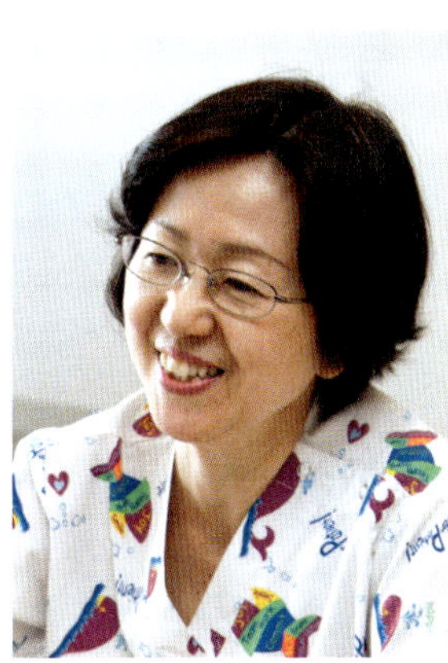

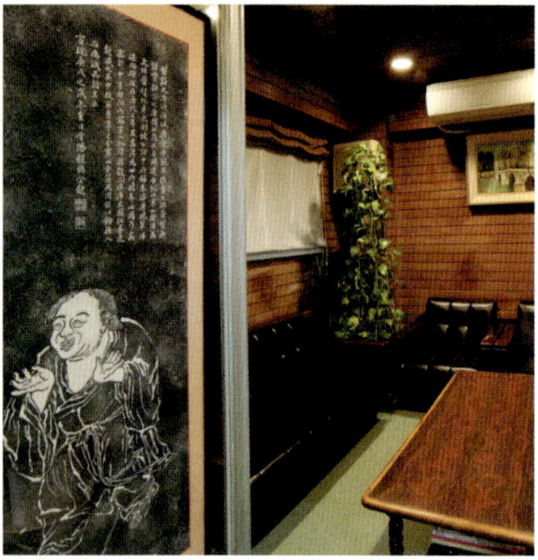

［神宮前鍼療所］

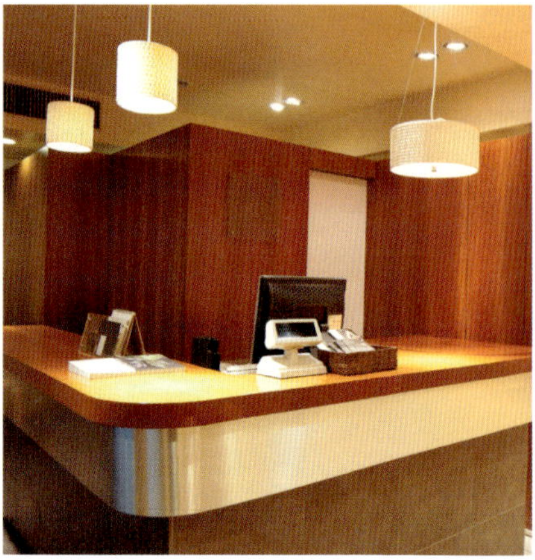

［L'ESPACE YON-KA Omotesando］

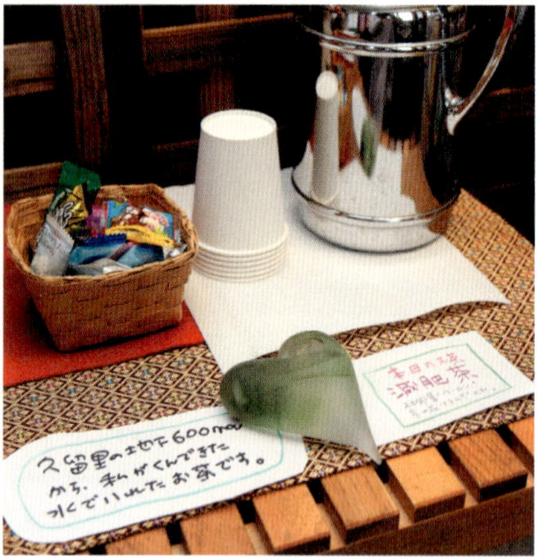
本日のお茶
減肥茶
久留里の地下600mから、私がくんできた水でいれたお茶です。

［チカ治療室］

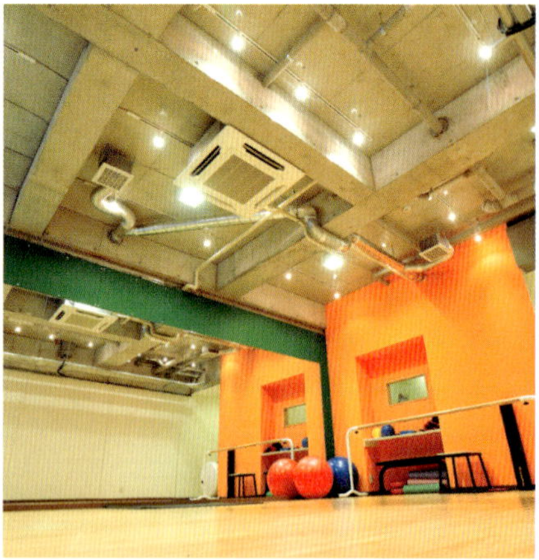

［Miracle Body］

治療院拝見

経営の工夫を８人の治療家に尋ねてみました！

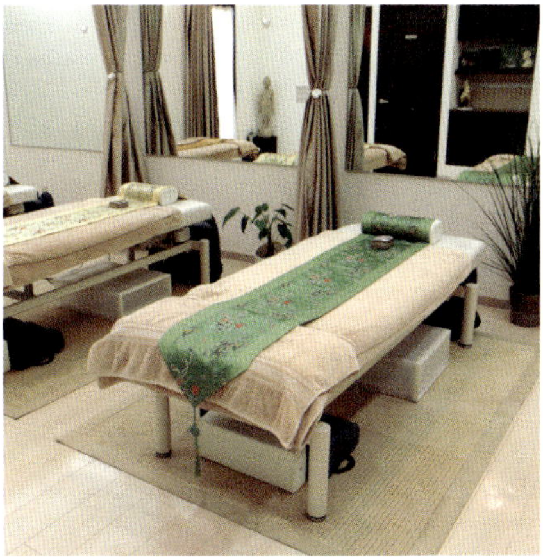

［登美ヶ丘治療院］

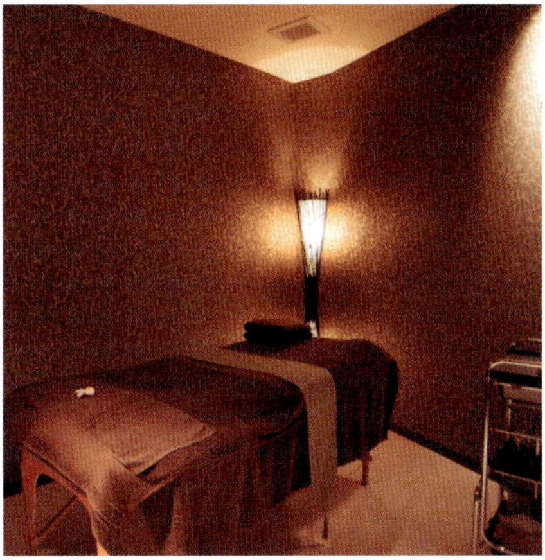

［Acupuncture Lounge CALISTA］

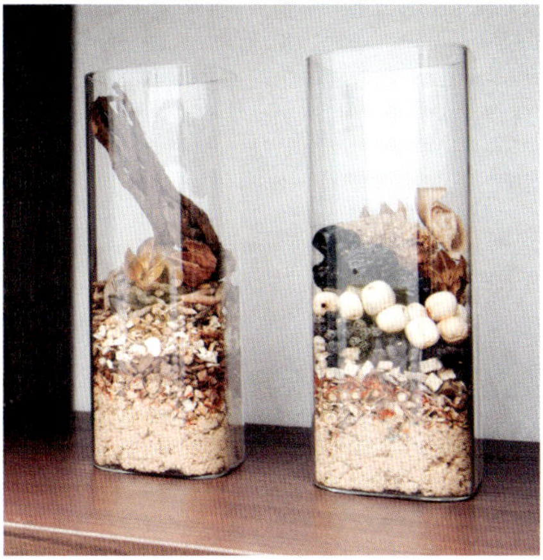

［MEDICAL SPA みなとみらい鍼灸院］

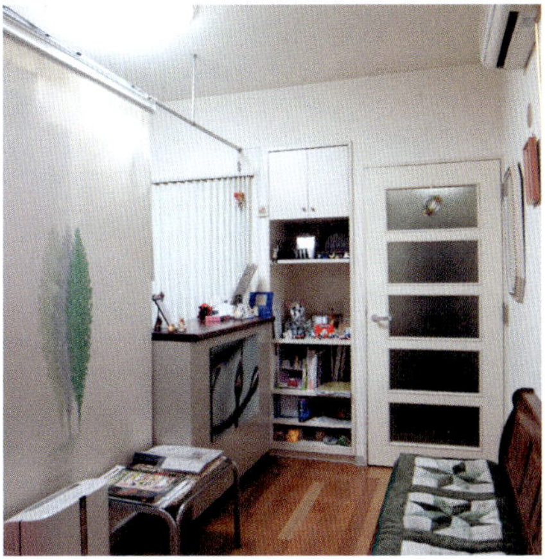

［杏鈴堂］

「ちゃんと治療しているのに、リピートしてもらえない」、「なかなか患者さんに来てもらえない」という治療家の悩みを解消するにはどんな答えがあるのか。編集部では、治療家８人のそれぞれの治療院を訪問して、どういったことに悩み、何に気をつけ、どこに重点を置いてやってきたのか、その着眼点と秘訣、ポイントを取材した。

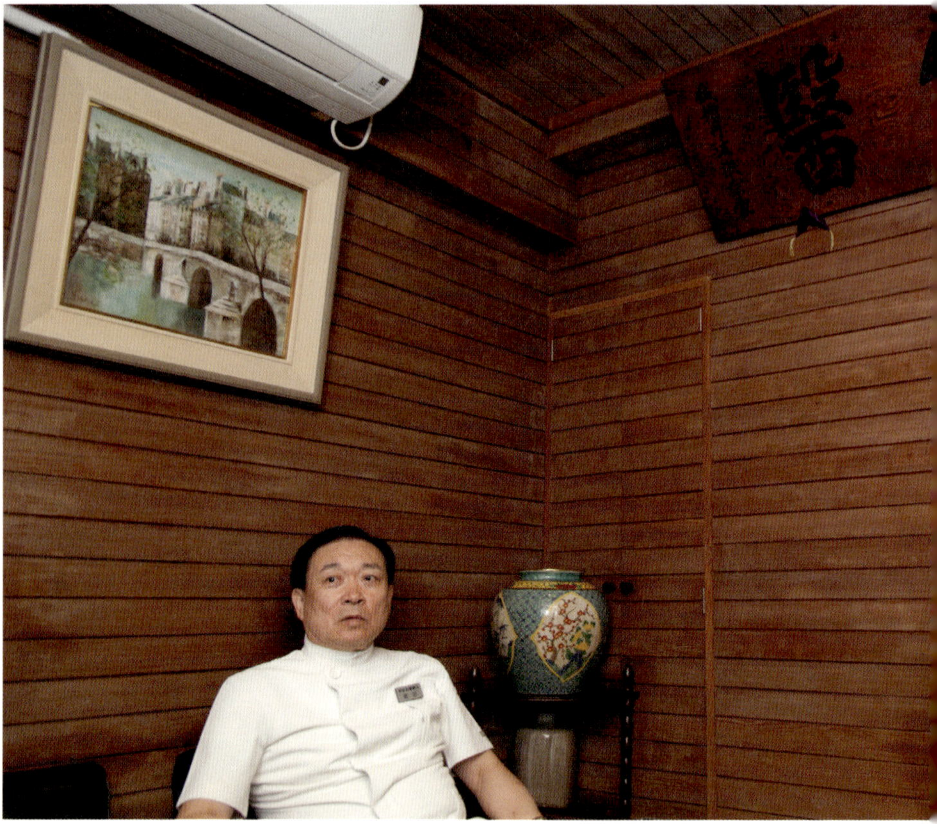

経営の安定化にはリピーターの存在が欠かせない。
治療のバリエーションに加え、主訴以外の患者の訴えを
いかに聞き出すかにかかっている。

■「うちほど合理的な治療院は見たことがない」

神宮前鍼療所はJR山手線・原宿駅から徒歩10分のところにある。院内に足を踏み入れると、消毒液のすがすがしい匂いと、艾と線香の温かみのある香りが鼻腔をくすぐり、なんとも心地良い。スリッパは玄関先で完璧にそろえられており、待合室は、ボーリングのレーンにも使われるアメリカ杉が壁一面にはめ込まれて、ウッディーで安らぎのある雰囲気に包まれている。治療室はベッド6台。清潔感があり、治療の場に来たことを感じさせる空間だ。

岡田明三氏によれば、治療院にはアイデアが不可欠だという。

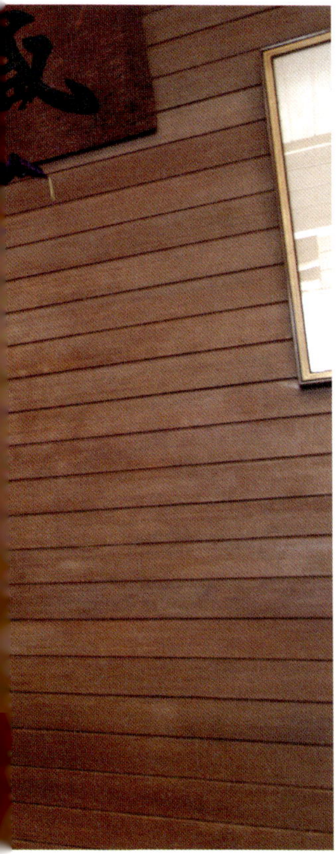

photo：田尻光久

治療院訪問 1

神宮前鍼療所

経絡治療学会会長、明鍼会会長など斯界の要職を務める岡田明三氏。学会などで精力的に講演や実技指導を行う一方、著名人をはじめ数多くの患者を治療し、スタッフを長年にわたって育成してきた臨床家としても知られている。臨床歴の長い岡田氏と同じような施術はできないとしても、岡田氏が治療院で行っている患者対応や工夫については学べるのではないか。そんな思いを抱きながら、岡田氏の治療院「神宮前鍼療所」を訪ねた。

「院内の内装は私が設計して、すべて私の手が入っています。こだわっているのはアイデアとオリジナリティ。お金があるからできるという人もいますが、お金をどう使うかですよ。たとえばソファには腰の痛い人が座るじゃないですか。待合室のソファにはお尻が落ち過ぎて腰が過度に曲がらないように下のほうに板を貼っているのです」

神宮前鍼療所では、30年以上前から室内をバリアフリーにしている。また、患者のことを考えて、患者が乗り降りしやすい低い位置から施術しやすい高めの位置まで、足元のボタン１つで上下するオリジナルの電動ベッドをパナマウ

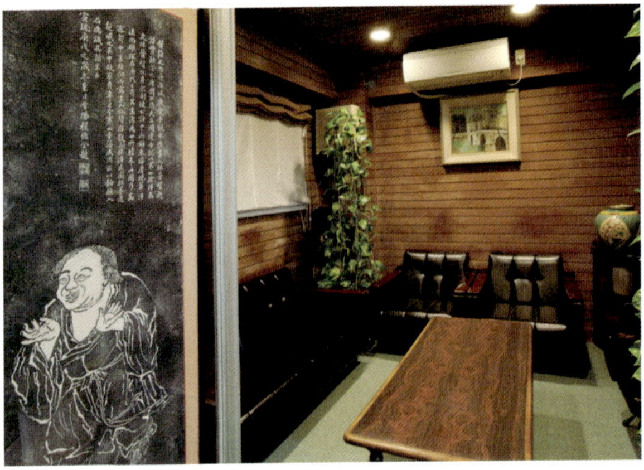

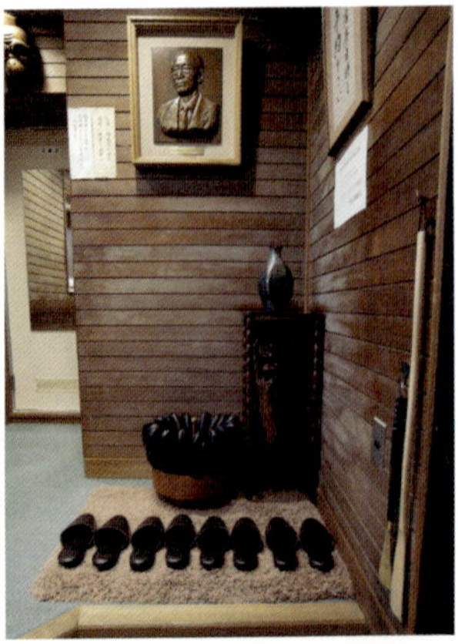

ントベッド株式会社と共同で開発。電源コード（床配線）などは患者から見えないようにベッドの中を通らせる徹底ぶりだ。

「トイレは待合室からも治療室からも入れるようにしています。うちほど合理的な治療院は見たことないですね」

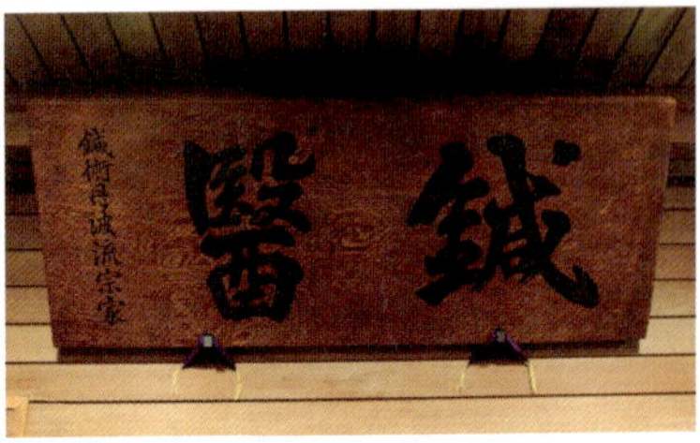

（写真左上）待合室の壁にはアメリカ杉がはめ込まれている。35年前は白かったが、経年変化して飴色になった。（写真右上）そろえられたスリッパが患者を出迎える。（写真下）待合室に掲げられている「鍼醫」の扁額

■ 丁寧さがお金になる

他にも治療院には随所に様々な工夫が見られる。

治療室の入り口には除風の二重ガラスを設置。ベッドにはヒーターが入り、真冬でも薄着になる患者が寒さを感じないように配慮されている。室内の観葉植物はレンタルで毎月変わり、アルコール綿花は治療前にちょうどいい湿り気になるよう毎朝、岡田氏自らがアルコールに漬けている。

岡田氏は朝6時半までには治療室に入り、その日の治療の準備を行う。治療がスムーズに行えるように、来院予定の患者のカルテや使用鍼を用意し、皮内鍼で使うテープなども切りそろえておく。ゴミや髪の毛が落ちていたら率先して拾う。岡田氏がここまで治療院に工夫をほどこし、毎日の準備に余念がないのには理由がある。それはスピードと清潔感だ。

「患者さんを待たせているような治療院はだめですね。当院には40年分2万枚以上のカルテがありますが、いつでも取り出せるように1年以内に来院した患者さんの棚を別につくり、常に整理を欠かしていませんし、治療にもすぐに対応できるように心がけています。料亭の下準備と一緒ですよ。お客さんが来てから仕込んでも間に合わない。清潔感に関しても徹底しています。たとえば

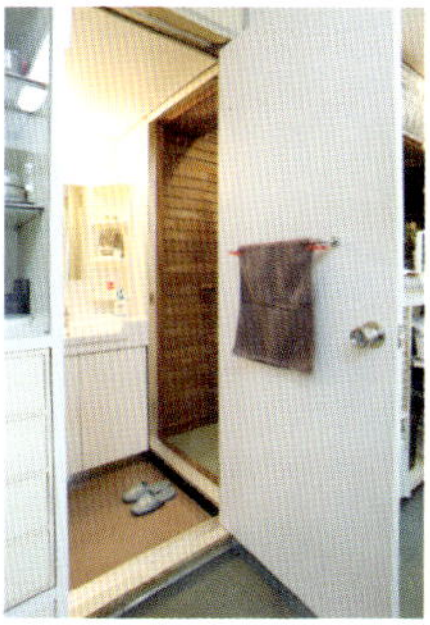

（写真左）トイレは待合室からも治療室からも出入り可能になっている。（写真右）治療室は蛍光灯、待合室はダウンライト。２種類の照明を使い分けている。（写真下）治療室はベッド６台。「治療を受ける場」であることを感じさせながらも、敷き詰められた絨毯などにより、ほっとする雰囲気もある

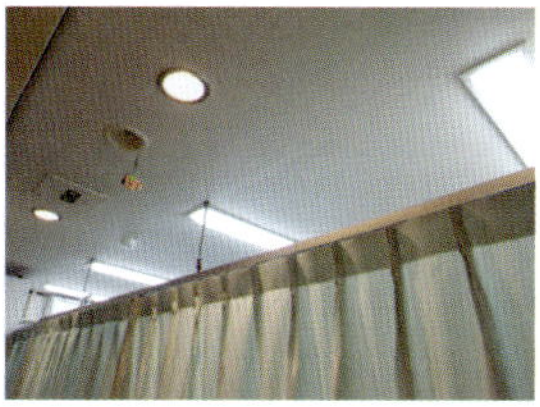

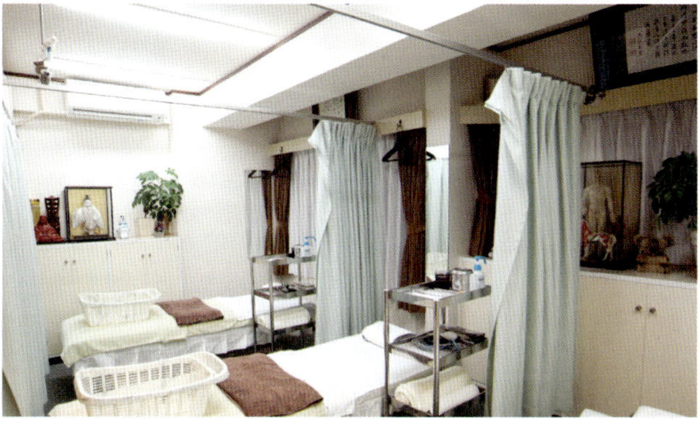

スリッパが汚かったり、毛布などがきれいにたためていなかったりすると、それだけで治療も雑ではないかという印象を与えます。ここの治療院は大丈夫だと思わせるような、安心感をもたせないといけません」

ただ岡田氏はスピードと清潔感が大事だとしながらも、それを患者に悟られてはいけないと述べる。せかせかして余裕のない素振りは患者に気づかれる。ゆったりしているように見せるべきだとスタッフにも指導している。また率先して自らが動くことにも理由があるという。

「すべてスタッフへの教育ですよ。遅く帰るか、早く来るか。このどちらかは経営者の仕事です。どのような掃除・片付けをしているか。夜あるいは朝に見るだけでスタッフの仕事ぶりがわかります。『ゴミを拾いなさい』と言うと、そのゴミしか拾わないものです。態度で示すことが重要です。そうすると拾うという行為が広がっていきます」

神宮前鍼療所では、治療中、一切の私語を禁じている。教育は徹底して行うのが岡田氏のポリシーだ。おざなりな態度はここでは許されない。１回１回の治療が勝負なのだという。

「結局、何十年にわたって来てくれる患者さんだって、１回の積み重ねなの

です。その連続で何十年ですからね。1回の治療ごとに完結させないといけない。夫婦や友達でも横に並んで治療しないとか、そういう気遣いはすごくしていますよ。それをスタッフ全員で共有してやっていく。工夫や安心感、丁寧さがお金なんです。その心構えが次の患者を呼んでくれるのです」

いかに患者をつくっていくか

岡田氏の父親は経絡治療家として有名な岡田明祐氏。つまり岡田明三氏は2代目だ。明祐氏のすべての患者を引き継いで神宮前鍼療所での臨床をスタートさせたものだと思っていたが、実はそうではなく、明祐氏と喧嘩別れして、29歳から36歳までの7年間は原宿の別の場所で開業していたという。

「最初は親父のところ（今の神宮前鍼療所）にいましたが、喧嘩して1人でやれるならやってみろと言うので、1人でやってみたわけですよ。原宿駅の駅前で、この治療院に来るまでの道の途中で開業しました。でもあの頃、親父は60代で、勢いがありました。患者さんは私の治療院の前を通って親父の治療院に通っていくのです。患者さんは簡単に流れたりしない。親父と一緒にやっていたら、親父の患者さんをもらえると思っている人がいるけど、それは甘い。親父の患者さんは親父の患者。私の患者さんは私の患者なのです。やはり患者さんは自分でつくるものなんです」

7年後、岡田氏は明祐氏が70歳を迎えたこともあり、自らの患者とともに神宮前鍼療所に戻ってきた。明祐氏が院長で、岡田氏が副院長だ。しかし、カルテにマークをつけて、どちらが担当しているか明確に区別していた。「親父

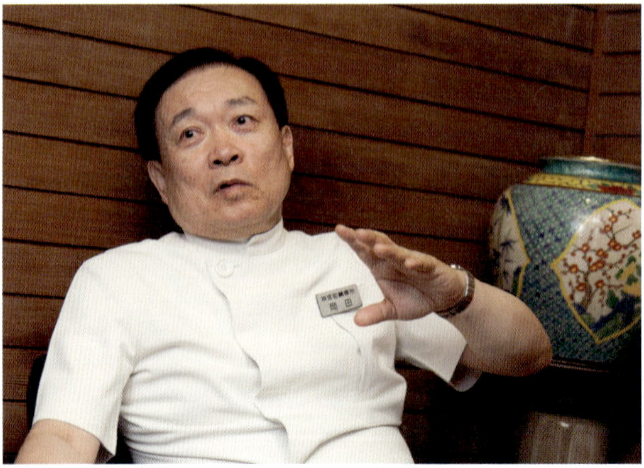

神宮前鍼療所院長
岡田明三氏
どういう人が施術家に向いているかという質問に対して、「万人受けするのは中性に近い施術者です。異性を感じさせたらいけませんね。おばあちゃんにかわいがられるような施術家にならないと！」と答える岡田明三氏

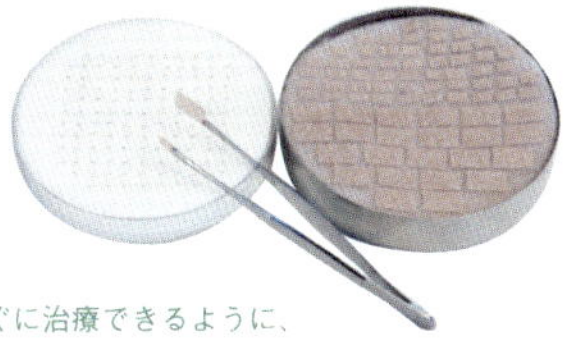

皮内鍼はすぐに治療できるように、事前に下貼りと上貼りのテープをつくってセッティングしておく。ピンセットは患者の肌を傷つけないようにピン先を加工。また、素早くテープを貼れるように、ピン先の両方にテープが貼れるようになっている

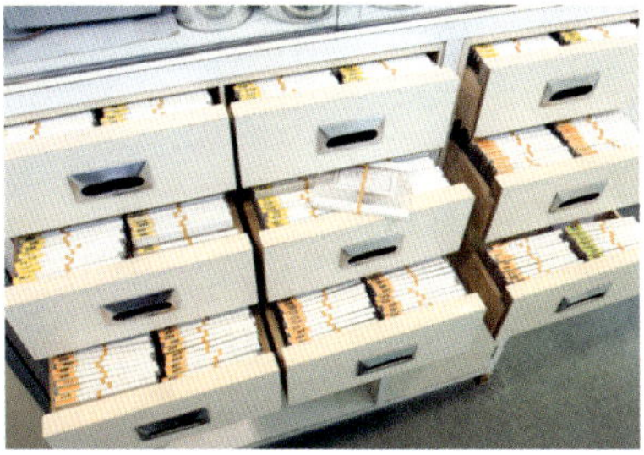

ディスポ鍼ではなく、滅菌した銀鍼などの個人専用鍼を採用。引き出しの中にきれいに整理・収納されている

神宮前鍼療所

開業：1960年
ホームページ：http://www.jingu-ac.com/
所在地：〒150-0001
東京都渋谷区神宮前2-35　原宿リビン208
スタッフ数：4人
1日の患者数：20～30人
営業時間：月～土曜日の午前8時～午後6時
治療方針：経絡治療、内科疾患の治療
患者層：近郊のみならず、都外からも幅広い層の患者が訪れる。

の紹介した人は親父が診る。私の紹介した人は私が診る」というように、治療院は1つながら、2枚看板での治療を行っていた。

では、その肝心の患者はどのようにつくればいいのか。大事なのは全身治療ができることだと岡田氏はいう。

「経営の安定化にはリピーターの存在が欠かせません。リピーターを獲得するにはいろいろな要素がありますが、治療の面では、痛みの治療、運動器の治療だけではリピーターの獲得はあり得ません。腰痛、肩こりなど、筋骨格系の治療をやっていたら、せいぜい1回～4回まで。5回以上来る人はいないですよ。どういう人が定期的に来院してくれるかというと、全身的な症状を持っている患者さん、大病をした患者さんなどです。そういう人がリピーターとして何年も来てくれる。そのためには、全身治療をしないといけません。これがすごく大事です。

治療にはバリエーションも必要です。温めるとか冷やすとか、寒熱ですよね。長鍼や皮内鍼もできないといけない。お灸も糸状灸から温灸、透熱灸まですべてのバリエーションができるようにしておくとよいでしょう。

そして、そういった治療を生かすために、痛みの治療で来院した患者さんでも不眠やストレスが溜まっていたり、いろいろなことを抱えているので、主訴以外の訴えをいかに聞き出すかにかかっています。やはり流行っている治療家というのは、最初の問診時にすべての要素を聞き出せる人なんですよ」

“どういう施設にしたいのかを考え、
それに沿った基準を作り、
実行していくこと”で
治療院の文化ができてくる。

L'ESPACE YON-KA Omotesando

治療院訪問 2

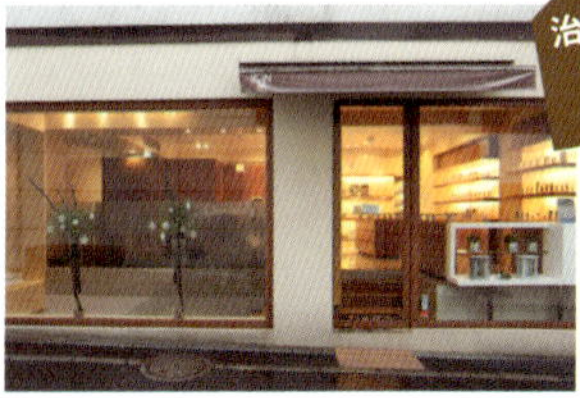

フランスの老舗自然派スキンケアブランドYON-KA<ヨンカ>直営のデイスパL'ESPACE YON-KA Omotesando（レスパス ヨンカ 表参道）では、鍼を7年前から取り入れ、お客様への徹底したおもてなしによって「クリスタルアワードー日本のベストスパ*」で2011年、2012年と2年連続してベスト10に入賞している。しかし、開業からの3年間は失敗と挫折の連続だったという。その経験をバネに目標を立て、地道な努力を積み重ねてきたL'ESPACE YON-KA Omotesandoの経営の工夫を探る。

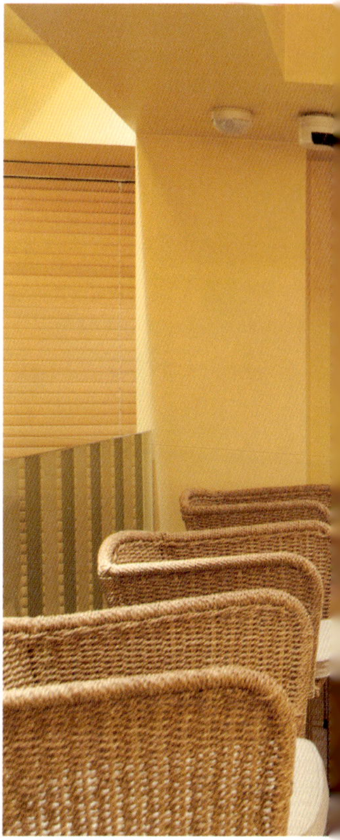

■ 鍼を取り入れることで5倍、10倍の相乗効果がないと意味がない

表参道駅から徒歩5分。都心とは思えないほど閑静な住宅街に、フランスで半世紀以上の歴史を持ち、欧米でも美容のプロやセレブ御用達として人気の高い自然派スキンケアブランドYON-KA<ヨンカ>のデイスパL'ESPACE YON-KA Omotesando（レスパス ヨンカ 表参道）はある。ここに店をオープンしたのが2005年。美容鍼をメニューに取り入れたのはその翌年、7年前だ。当時、美容鍼を行っているスパサロンはどのくらいあっただろうか。

「永遠に繰り返される再生と新たな調和」を意味する「YON-KA」という言葉

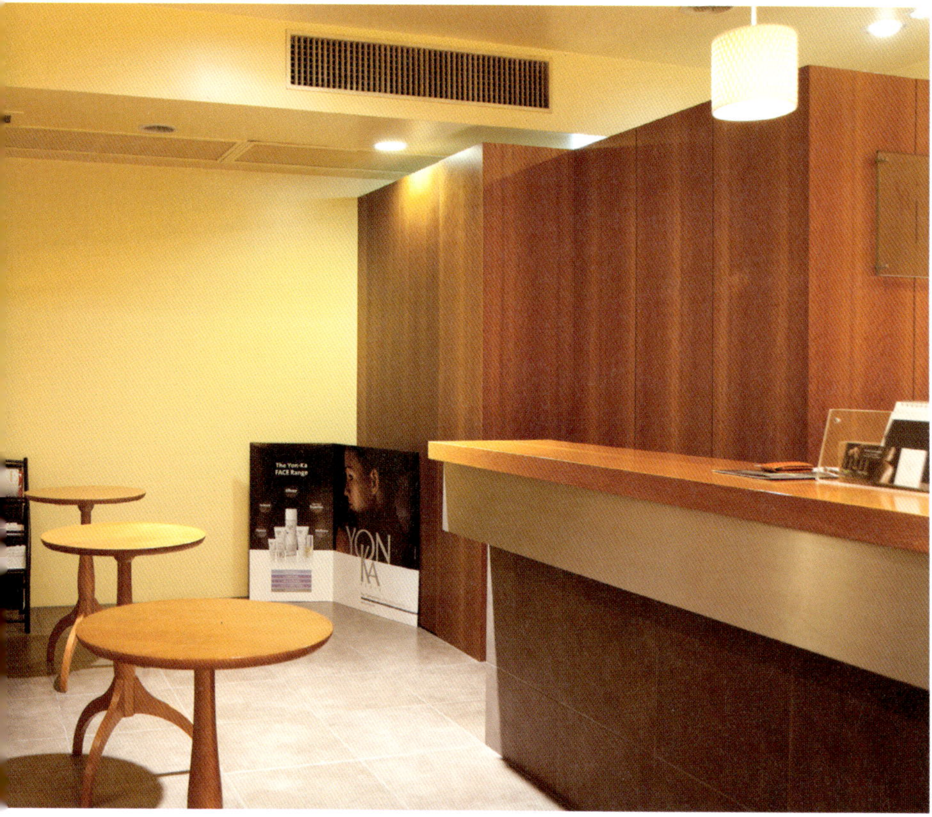

photo：田尻光久

は「YON」と「KA」の２つの言葉から成り立っており、そのそれぞれは「陰」と「陽」のように相反する関係であったり、互いを補完する関係であったり、東洋思想と非常に近いものだと代表取締役である武藤興子氏はいう。

鍼を取り入れるきっかけになったのは、知人の紹介で知り合った東京有明医療大学の安野富美子氏との出会い。話が弾み、「YON-KAと鍼でなにかできないか」ということになった。その後、安野氏の協力のもと、“YON-KA製品と鍼”の研究が半年間続く。「やはり新しいことを始めるには楽しさもありますが、リスクもあります。YON-KA製品と鍼の1+1が2だったら意味がない、5とか10、100といった相乗効果が出るのであればプロジェクトとして進めていく、世の中に出していこう、ということで研究をスタートさせました。そして違いが確信できた“ブライトニング”と“リフトアップ”（フェイシャル）と“バランシング ボディ”（ボディの全身調整）の３つのコースだけをメニューに加えました」と武藤氏は話す。

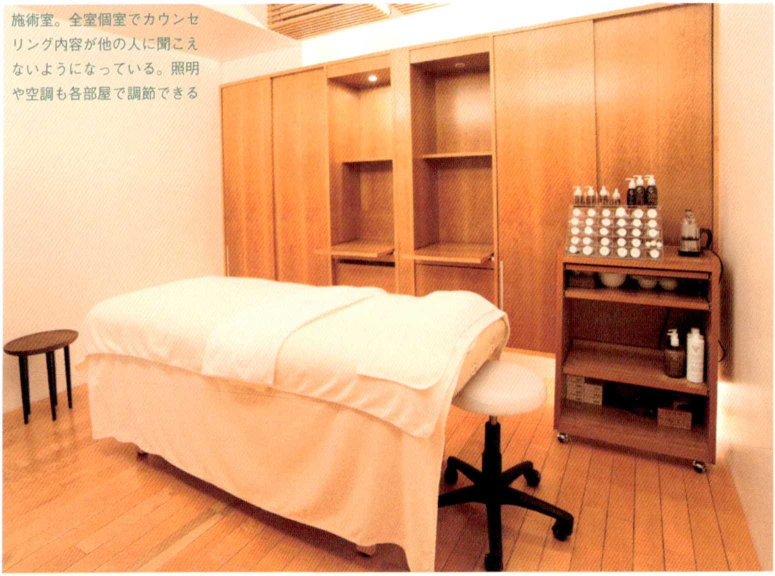

施術室。全室個室でカウンセリング内容が他の人に聞こえないようになっている。照明や空調も各部屋で調節できる

この鍼とトリートメントの相乗効果を知ってもらうために、鍼を怖がるお客様向けに、“無料10分体験コース”を作った。首、肩がバリバリに凝っていて、オイルマッサージだけで完全に取りることが難しい場合などは、まず鍼で緊張を緩め、その後にオイルで施術した。すると「いつもより体調がよくなった」との声が多く聞けるようになり、鍼は地道に浸透していった。その“無料10分体験コース”は今でも行っており、トリートメントの次の予約に鍼を希望する人がかなり増えたという。鍼の施術を希望する年齢層も若い方から年配の方まで幅広く、鍼治療だけのオーダーもある。

■ 製品はいいのにね

表参道での出店は激戦区での戦いを強いられる。その中で生き残れるサロンはそんなに多くはない。今年で8周年を迎えたL'ESPACE YON-KA Omotesandoは、スパ専門の情報サイトでスパユーザーが投票する「クリスタルアワード－日本のベストスパ*」でここ2年連続してベスト10に入っている。ちなみにどういうスパが他にランクインしているかというと、ザ・リッツ・カールトン東京やマンダリン オリエンタル東京といったラグジュアリーホテルのスパだ。ベスト10内に入っている街中のデイスパはL'ESPACE YON-KAだけ。

「“癒されたとか、なんとなく良い”ではプロとしてすまされないと思っています。製品や施術が良いというのは当たり前のことです。YON-KAが大事に

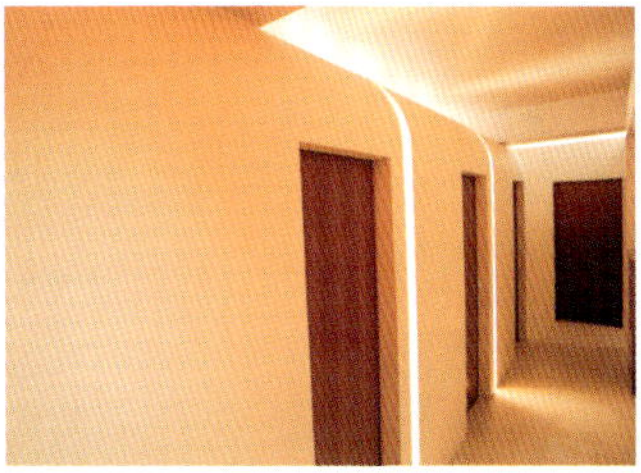

地下の施術室の外観は丸みを帯びた空間にすることで、繭に包まれているような安心感が得られた。壁紙も繭のように柔らかい和紙を連想させる素材を使っている

ハイドロセラピールーム。素材にこだわり天然石を使っている。経絡に沿ったジェットや水圧によるマッサージが代謝を促す

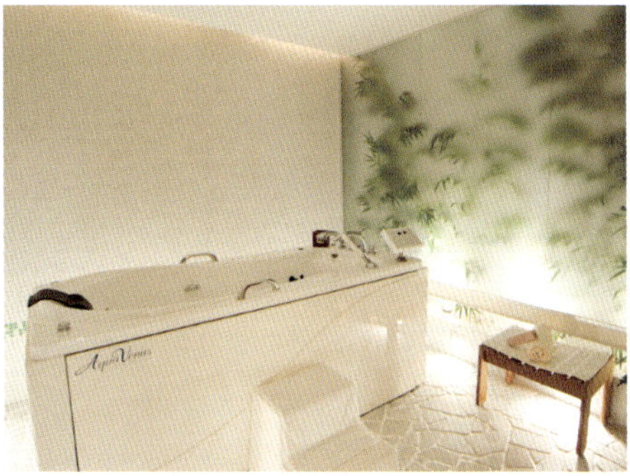

＊“クリスタルアワード－日本のベストスパ”は、株式会社スパファインダージャパンが運営するスパ専門情報サイト「スパファインダー」の読者やスパのユーザーの投票によって選ばれる。

しているのは“1回目から肌や体の変化をお客様に実感していただく、きちんと結果を出す”ことと、もう1つ、“スタッフの誰が行っても高いクオリティーを保つ”ということです」と武藤氏。武藤氏自身も「クリスタルアワード－プロフェッショナル賞」のスパ・マネージメント部門で表彰されている。

YON-KAではM（mission/使命）、V（vision/先見性）、P（professionalism/行動指針）という会社の理念と、その下に“おもてなし基準”を設けている。この“おもてなしの基準”は患者を迎えるところから待合室でのカルテの記入、施術室でのカウンセリング、施術、お客様のお見送りまでの一連の流れ1つ1つに対するスタッフの行うべき行動を詳細に説明したものだ。例えば、施術後には患者自身にその変化を確認させた後、セラピストから状態の変化や今後のケアの提案など詳しくカウンセリングを行う。この基準は行動マニュアルになっては意味がないと武藤氏はいう。マニュアルになると形だけが優先されて中身が空っぽになってしまうのだ。

YON-KA代表 武藤興子氏

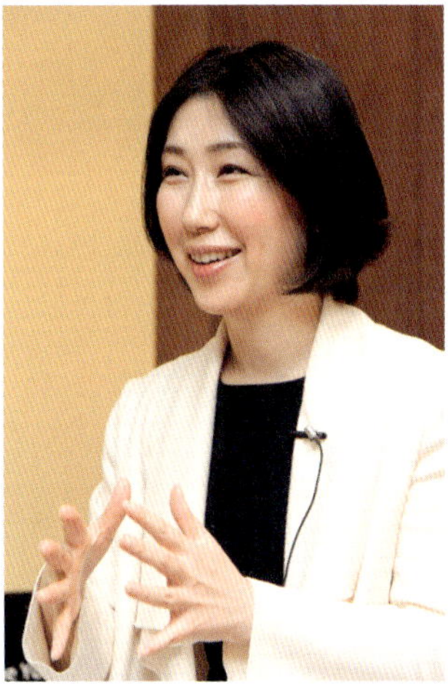

“おもてなしの基準”には“なぜそうするのか”“どういうマインドで行うのか”といった心がついてくるおもてなしのノウハウがぎっしり詰まっており、毎朝約10分実体験を交えてそれをいろいろな角度から繰り返しスタッフ全員で確認している。

「治療院でもサロンでも店舗を構えるのは同じだと思うのです。私も最初は店舗ビジネスについて全くの素人で、トライ&エラーでやってきました。例えばオープン時に来ていただいた多くのお客様にはリピートしていただけませんでした。その時のお客様の感想は“製品はいいのにね。”でした。家賃どころかスタッフのお給料さえも払えなかったり、泣きたい思いを何度もしてきました。当たり前のことなのですが、お客様が求めている期待値を超えなければ、お客様は当然もう来てくださいません。そういった失敗の中でいろいろ試行錯誤し一番効果があったのが、“オーナーなり責任者がどういう施設にしたいのかを考え、それに沿った基準をつくり、それを実行していくこと”です。その基準はスタッフの“共通言語”にもなります。この基準をきちんとスタッフに伝え、それが実現できるようにサポートをしつつ、毎日繰り返し確認することです。そうすると徐々にその治療院が目指しているクオリティーに近づき、その治療院の文化ができてきます。私どももそれを日々繰り返しやってきたことが、ここ2～3年でやっと実を結んできたのかな、と思うのです」

また武藤氏はこれまでやってきたことの結果が数字（売上）となって表れるので、数字は大切だという。数字が目標に達していないということは、なにか原因があって目標額に達しないということなので、そこを探らなければいけない。それがサービスなのか、施術技術なのか、知識なのか。それができてくると、数字も上がってくる。足りない部分は研修もしなければいけないし、それを定期的にチェックすることもオーナーの責任だという。

美容鍼の施術を行う鍼灸師の井上幸枝氏。美容鍼を行っているとマスコミで取り上げられることも多いという

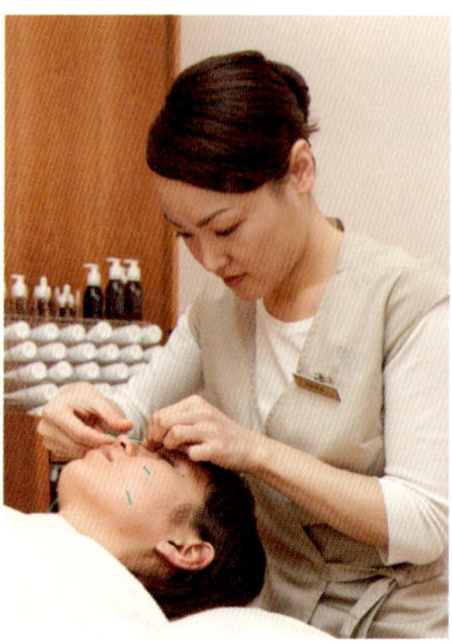

■口コミのしくみをつくる

武藤氏はめったに広告を打たない。打って集客できてもリピートしてもらえないと意味がないからだ。やはり地固めからする

べきで、口コミで増えるようなしくみを作ることも重要だと話す。

「“不満足”“どちらでもない”“満足”“大変満足”という評価のレベルがよくありますが、私たちは“大変満足”を目指しています。“大変満足”のレベルとはどういうレベルかというと、“感動レベル”“常に自分がそこを利用したい”“それを身近な人に紹介したくなる”というレベルです。そこを目指して実現しないと口コミはしてもらえません。それができるようになると、安定的に集客ができて、きちんとお店が回るようになるんです。そして“そこを目指すためにはどうしたらいいか”ということを先ほどからお話している基準に盛り込んで、それを徹底していくことで、“大変満足”が取れてきます。

また最近ではソーシャルメディアなども弊社流にアレンジして取り入れています。ネットの活用方法もきちんと基準を決め、一貫性をもたせればとてもよいツールとなります。最近のお客様はホームページを頻繁に見るより、FacebookやLINEやTwitterを活用されている方が多いため、それぞれの特徴を生かした情報発信や共有、コミュニケーションのツールとして使用しています」

YON-KAのM（mission/使命）、V（vision/先見性）、P（professionalism/行動指針）とおもてなし基準は2年前にできたばかり。失敗を繰り返したその歴史が基準をつくった。失敗を無駄にしないよう、武藤氏は今もうまくいかないときはその理由を詳しく分析し、日々改善を図る。そして次なるステージへの糧としている。

患者衣もあります

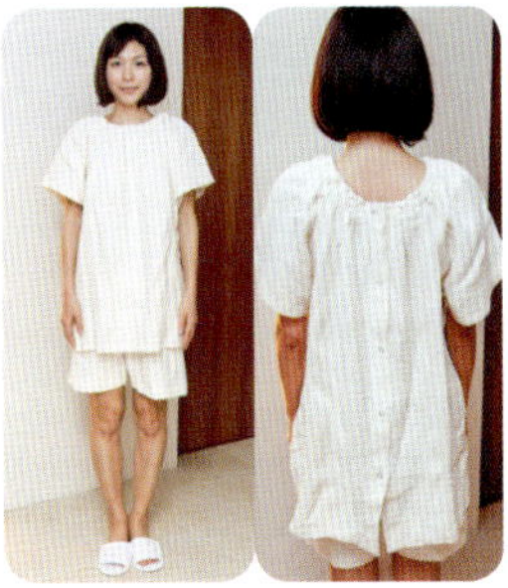

L'ESPACE YON-KA Omotesando

開業：2005年
ホームページ：http://www.lespaceyonka.jp/
住所：〒107-0061
東京都港区北青山 3-9-8 ノース青山ビル 1F
スタッフ数：L'ESPACE YON-KA…6名、ヴィセラジャパン株式会社社員…25名
客層：30代～50代
主な患者主訴：リフトアップ、ブライトニング、肩こり等
治療方針：患者本来の力を導き出す
治療費：【トリートメント＋鍼】リフトアップ フェイシャル…120分 26,880円、ブライトニング フェイシャル…90分 19,950円、バランシング ボディ…90分 19,950円
【鍼単品】美容鍼…90分 12,600円、全身鍼…60分 6,300円
【鍼オプション】トリートメントに鍼をプラス……30分 5,250円

患者さんに「来て良かった」と
喜んでもらうための付加価値が大切。
居心地の良さやホスピタリティを
追求していく。

登美ヶ丘治療院

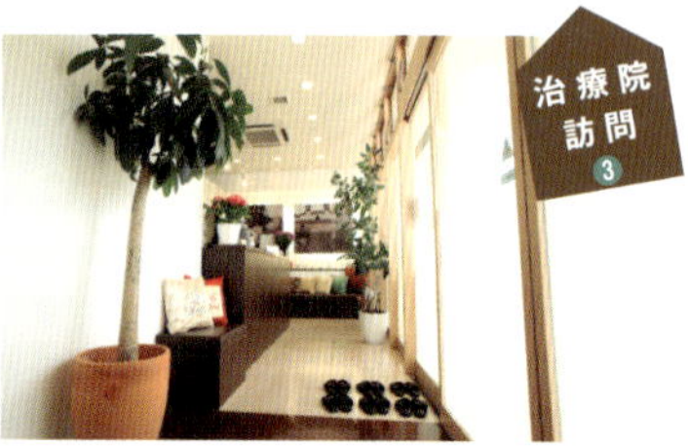

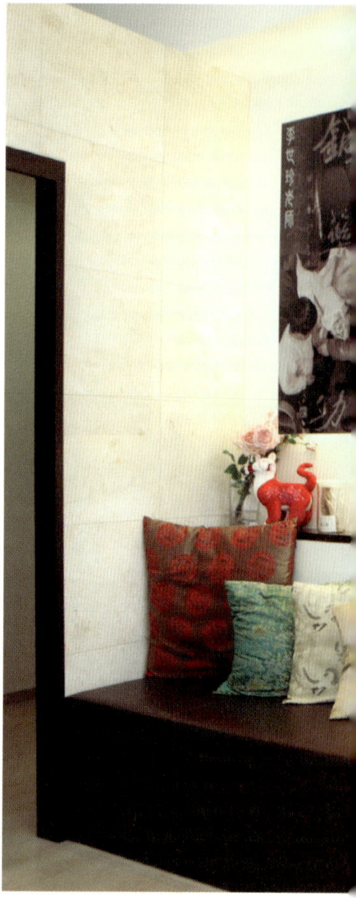

日本の古都、奈良市にある登美ヶ丘治療院は、鍼灸、推拿といった中医学を専門とする鍼灸治療院。カナダや中国で臨床経験を積んできたという異色の経歴を持つ野口創氏が立ち上げた。立地はアクセス抜群の駅前で、“本格派”の鍼灸院には見えないお洒落な外観の同院には、多くの患者が訪れる。治療院の経営で大事なこととは何なのか。院長・野口創氏の考えをうかがってみた。

■「採算が合わない」と匙を投げたら、何も始まらない

近鉄京阪奈線「学研奈良登美ヶ丘駅」の南改札を出て、徒歩数秒。駅の傍というより、ほとんど駅の一部と言っていいような場所に、登美ヶ丘治療院はある。ガラス張りの壁とブラックボードが目を引く外観は、お洒落なサロンやカフェを彷彿とさせる。

治療院の中は、優しい白を基調としたデザインで統一され、所々に観葉植物の緑が散らばる。訪れた人が安らぎを感じるような空間だ。待合室には、漢方薬が入ったガラス瓶が綺麗にディスプレイされ、その上の壁面には大きな写真が品よく飾られている。

「治療院のデザインと設計の基本は、自分で考えました。最初はデザイン会

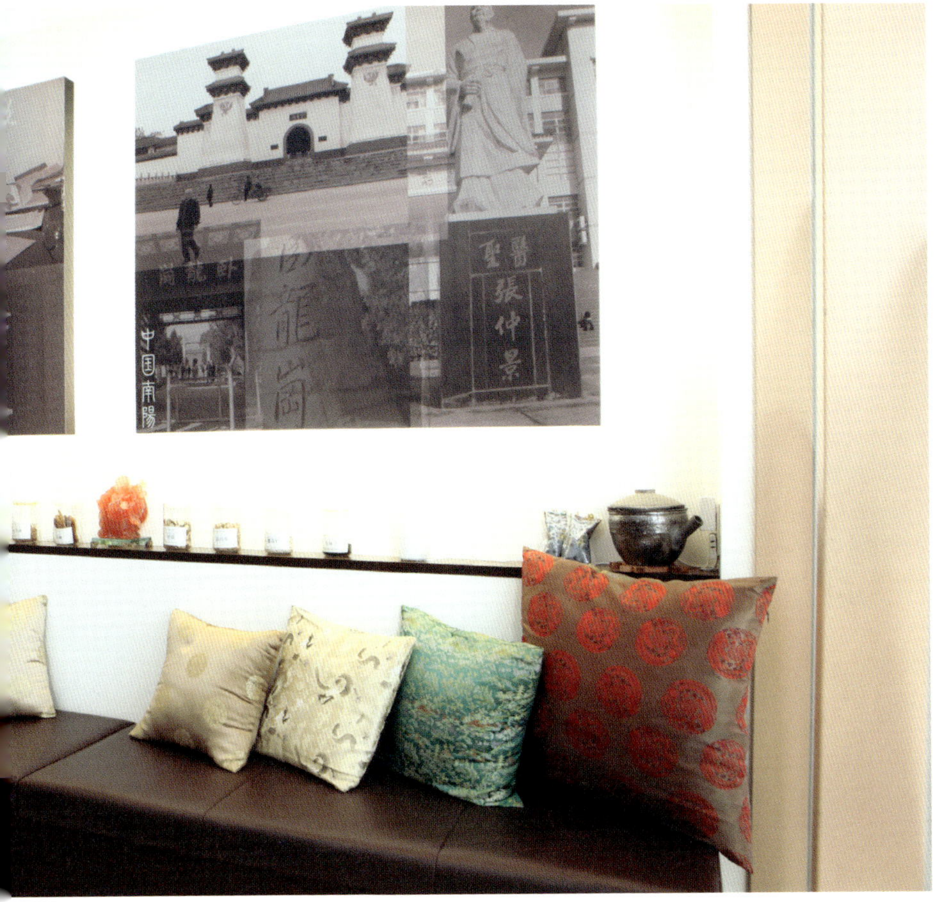

photo：藤原彩子

社に依頼したのですが、上がってきた案が、従来の鍼灸整骨院によくあるタイプのそれで、まったくおもしろくないし、魅力を感じなかったんです」と話す野口氏。外観やインテリア、さらには動線に至るまで、自ら練っていったという。

治療室にも様々な工夫がある。治療中は柔らかいヒーリングミュージックが流れ、心身をリラックスさせてくれる。室内は診察時に十分な明るさを確保するため、少し明るめの蛍光灯を使用しているが、患者が仰向けの姿勢をとる際にまぶしくないよう間接照明を採用。個室を仕切るカーテンは、治療院の雰囲気に合うものを北京のカーテンショップにオーダーメードして取り寄せたというこだわりようだ。

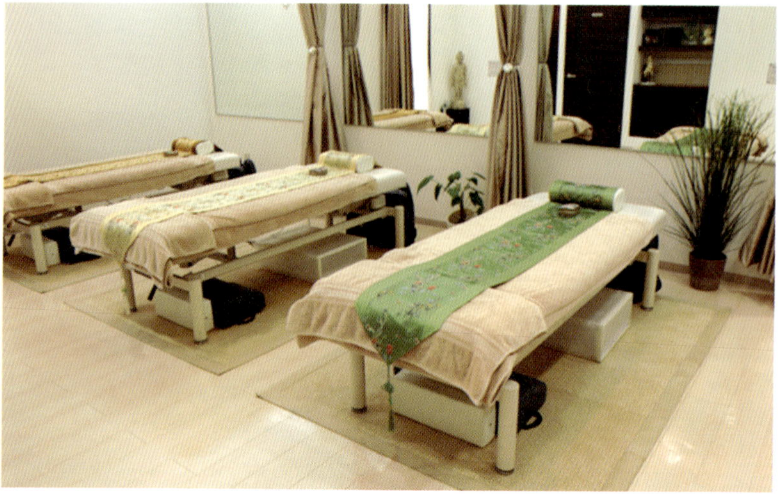

推拿用のベッド。治療中は中国から取り寄せたというカーテンを閉めて個室にする。壁面には大きめの鏡を配置して、広々とした解放感を感じられるように演出している

「自分がどういう所で働きたいか、患者さんにどういう所で治療を受けてほしいかを考えて、行き着いた結論を形にしたのがこの治療院です。それはデザインだけでなく、ロケーションについてもそうです。アクセスは申し分なく、バリアフリーも完備しています。しかし賃料は決して安くありません。貸し主の近鉄さんには当初、『鍼灸院で本当にここを借りてやっていけるのか？』と聞かれました。ですが採算が合わないと匙を投げたら、何も始まりません。この場所に開業すること自体が、経営的にはチャレンジでした」

■ あえて中医学だけに絞り、他と差異化する

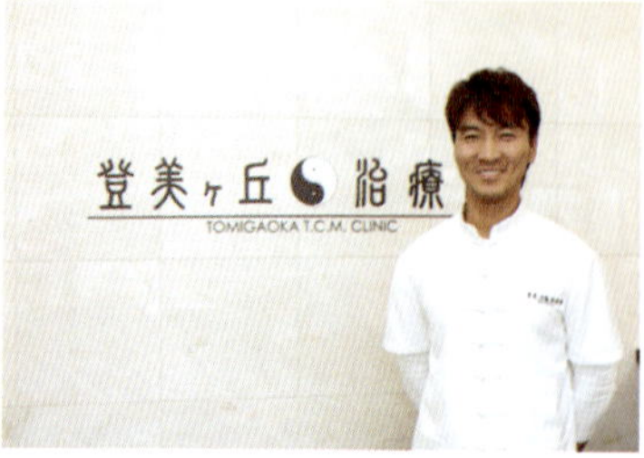

登美ヶ丘治療院院長　**野口 創**氏

海外で臨床経験を積み、中国語と英語も堪能な野口創氏。13年秋に新院を開院する予定

今でこそ鍼灸院を経営する野口氏だが、日本で鍼灸学校に通っていた頃は、日本での開業にほとんど魅力を感じていなかったという。むしろ関心があったのは、鍼１本で海外に出て行くことで、アルバイトでお金を貯めては世界を旅していた。鍼灸マッサージ師の免許取得後、たまたま旅行ガイドブックに載っていたある記事を見つけたこと

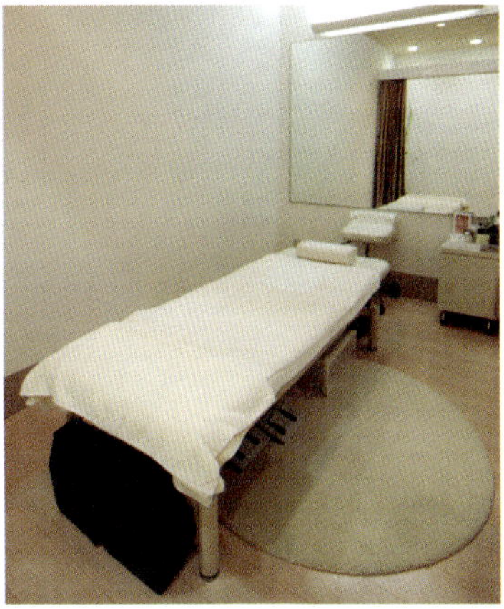

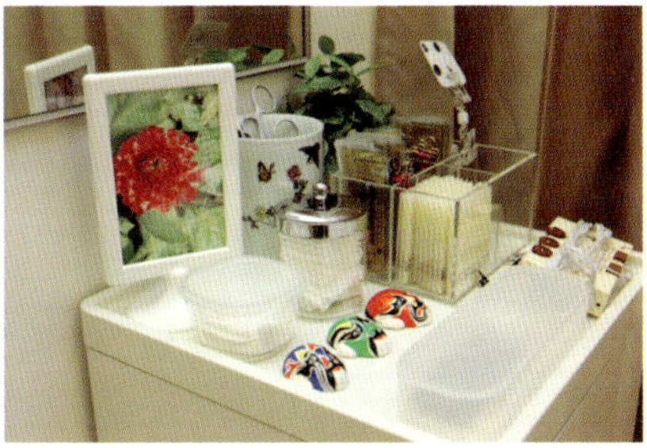

（写真左）鍼灸治療用のベッド。患者の登り降りの負担を少なくするために電動昇降が可能なベッドを採用
（写真右）きれいに整えられた治療台。写真の置物には“すべては患者様のために”という経営理念が書かれている

が転機となる。

「偶然、カナダで指圧クリニックを経営する神谷一信先生を紹介している投稿を見つけ、『これだ！』とひらめきました。自分が勉強してきた鍼灸・マッサージと、関心のある海外がつながったと思い、すぐに神谷先生のところに国際電話をかけました」

数カ月後、野口氏はカナダのトロントに渡り、神谷氏が経営する指圧クリニックで働き始めた。日本での臨床経験はまったくなく、英語もほとんど話せないゼロからのスタートだったが、無我夢中で患者の治療にあたっていき、徐々に指名の数を増やしていく。「神谷先生の下で働いた経験が、鍼灸師として生きていくことの決意につながった」という野口氏は、指圧クリニックに２年勤めた後、東洋医学についてさらに学びたいと考え、一念発起して中国に渡る。中国では中医学の名門である北京中医薬大学に入学。中医学について学ぶ傍ら、附属病院で臨床研修を重ねる。さらに「書籍を読んで感銘を受けた」という名老中医・李世珍氏を河南省南陽市に訪ね、数カ月にわたり直接指導を受けるなど、中国で５年近くの研鑽を積んだ。

そして帰国した1998年に登美ヶ丘治療院を自宅で開業。その後、新線である近鉄京阪奈線開通により、駅前に進出、今日に至る。「カナダと中国でここまで勉強してきたのだから、日本でやれないことはないだろう、という自信はありました」と語る野口氏。登美ヶ丘治療院では、開業当初から鍼灸や推拿などの中医学を専門とした治療を標榜している。中医学に絞った医療サービスを提供することは野口氏の経営方針であり、強い思いが隠されている。

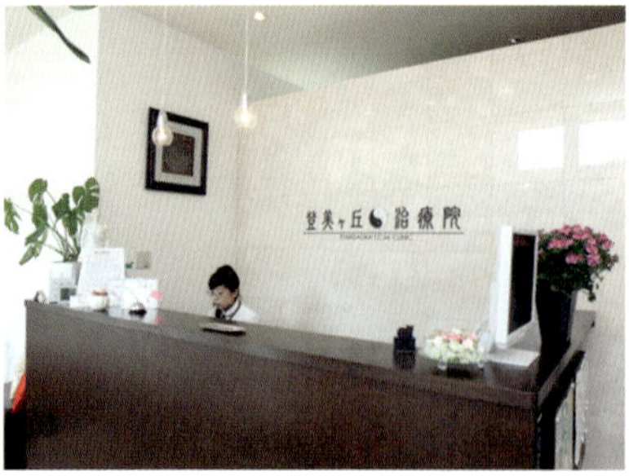

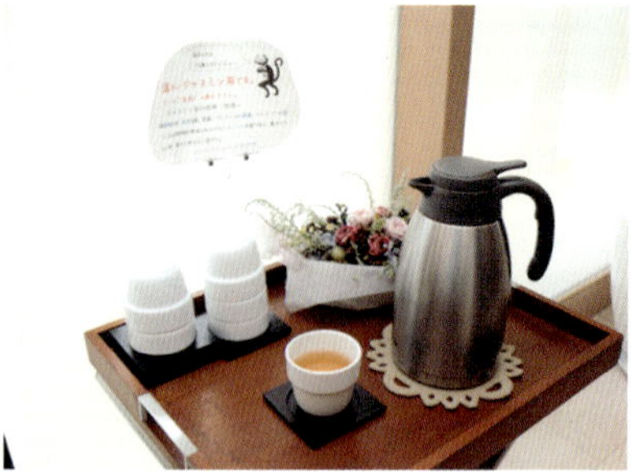

（写真左）広々としたカウンター受付は、美容サロンと見間違えるようなデザイン
（写真右）待合室ではジャスミン茶を提供。手書きのポップにあたたかみを感じる

「私の年代の鍼灸師は、柔道整復師の免許も取得して、鍼灸整骨院の開業を目指す人が大多数でした。そのほうがお金になるからですが、私はなぜ鍼灸だけではやっていけないのか、疑問に思っていました。中国には、鍼治療だけで一日に40人も50人も診る先生がたくさんいます。中国は保険治療ですから、実費治療の日本と単純に比較することはできません。ですが私は、日本でも中医学による治療をメインとした鍼灸治療院で、成功できるはずだと考えていました」

登美ヶ丘治療院は、整骨院や美容サロンなどの“他のサービス”を組み合わせた鍼灸治療院がたくさんある中で、あえて中医学による治療に特化することで、他の治療院との差異化を図っていると言える。また治療院経営において野口氏は、患者を治すというサービスの本質の上に、さらに“付加価値”をつけることが大切だという。

「治療院に来られた患者さんが、治療を受けて良くなったという以外にも、『来て良かったな』と喜んでもらえる何かが重要だと思います。当院の場合、それはアクセスやファシリティのよさ、居心地の良さかもしれません。近年は病院経営でも、患者さんをお客様としてもてなす意識、いわゆるホスピタリティが注目されています。鍼灸治療院でもホスピタリティを始めとした付加価値の部分を追求していく必要があると思います」

■一番大切なのは患者さんからの信頼

現在、野口氏が治療する患者は月平均350～400人。スタッフの担当患者は月平均200人ほどで、1日20人以上が来院する。患者は地元住民が中心だが、遠方から訪れる人も少なくない。最近は不妊治療に力を入れているため、不妊症の患者が増えているという。

開業して一から患者との信頼関係を築いていった野口氏が、経営の取り組みとして重要視しているのが情報発信である。治療院のホームページは、建物と同じ色調を意識したデザインで、治療内容のことやスタッフのプロフィールが細かく説明されている。Twitterや Facebookといったソーシャルメディアも活用する。鍼治療の実例、効果について解説した「登美ヶ丘治療院だより」という手作りのパンフレットも月１回作成、来院した患者に無料配布している。

登美ヶ丘治療院

開業：1998年
ホームページ：http://www.tomigaoka.com/
住所：本店　〒631-0003　奈良県奈良市中登美ヶ丘6-1-1
スタッフ数：6人
1日の患者数：20～30人
客層：20代～70代
主な患者主訴：不眠症、うつ症、メニエール症候群、不妊症、月経不順、腰痛、膝関節痛など
治療方針：すべては患者様のために
治療費：【漢方・鍼灸科】60分6,300円（初診料3,000円）、【中医学式マッサージ・足経絡マッサージ科】全身マッサージ…60分6,300円、部位マッサージ…30分3,150円、・足経絡マッサージ（足薬湯含む）…60分6,300円、他。

「情報発信には、当院のことを知ってもらうこと、初診の方が来院しやすいようにすること、といった目的はたしかにあります。しかし、ねらいはそれだけではありません。西洋医学で治らずに苦しんでいる人がいたら、鍼灸治療を西洋医学とは違うもう１つの角度から診る医学として、試みてほしいのです。アメリカでも西洋医学と東洋医学との統合医療として、鍼灸治療は注目されています。鍼灸治療によって少しでも患者さんのQOLを高めていく。その使命感があり、情報発信に取り組んでいます」と野口氏。インターネットを中心とした情報発信が地元の奈良新聞社の目に留まり、「鍼灸で健やかに！」という連載も同紙に持っていたという。

情報発信やホスピタリティなど、さまざまな経営についての考えを語ってくれた野口氏だが、いちばん大切なのは、「患者さんの信頼」だと断言する。

「治療院の経営と言っても、商売ではなく医療を行っていますから、単純にお金のことだけを考えていては、成り立ちません。患者さんの信頼を得ることが不可欠です。当院では、“すべては患者様のために”という経営理念を掲げています。実費治療でお金を払っていただく患者さんに、それに見合った治療を全力で提供していく。そうしないと私たちは、患者さんの信頼は得られないと考えています」

入り口は美容でも、
真の健康をつかんで
帰っていただく。

ACUPUNCTURE LOUNGE CALISTA

治療院訪問 ④

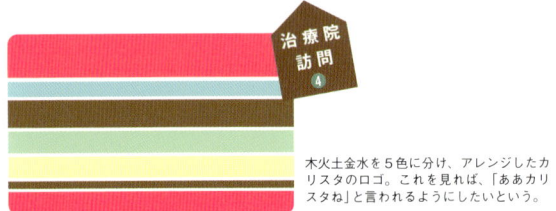

木火土金水を５色に分け、アレンジしたカリスタのロゴ。これを見れば、「ああカリスタね」と言われるようにしたいという。

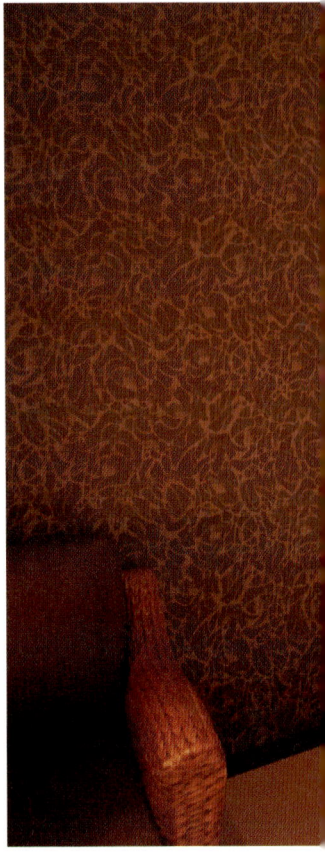

東京都·恵比寿にあるカリスタは、鍼灸師で元アナウンサーのCHIHIRO氏と前田真也氏の２人で2010年に開業した。治療をCHIHIRO氏が、店舗の運営、Webサイトの作成、宣伝広告関係は広告業界出身の前田氏が担当している。開業して３年で恵比寿に２店舗を展開するカリスタの経営術を探った。

■カリスタを選んで来ていただいたことに感謝する

カリスタは女性専用のサロンだ。治療院と呼ばずにあえて“サロン”と呼んでいる。また患者のことも“お客様”と呼ぶ。

「カリスタには、治療を目的で来る方もいれば、リラックスしに来る方もいらっしゃいます。また本来治療をしなければいけない身体なのですが、治療が必要と自覚されていない方など、いろいろな方にいらしていただいています。その方たちは、ものすごい数の中からカリスタを選んで来てくれているわけです。ですから鍼灸師である私たちは女性がくつろげる空間の中で、きっちり施術を行い、カリスタを選んで来ていただいたことに対して感謝の気持ちを込めて“ありがとうございます”と言って見送らせていただいています」と院長のCHIHIRO氏。

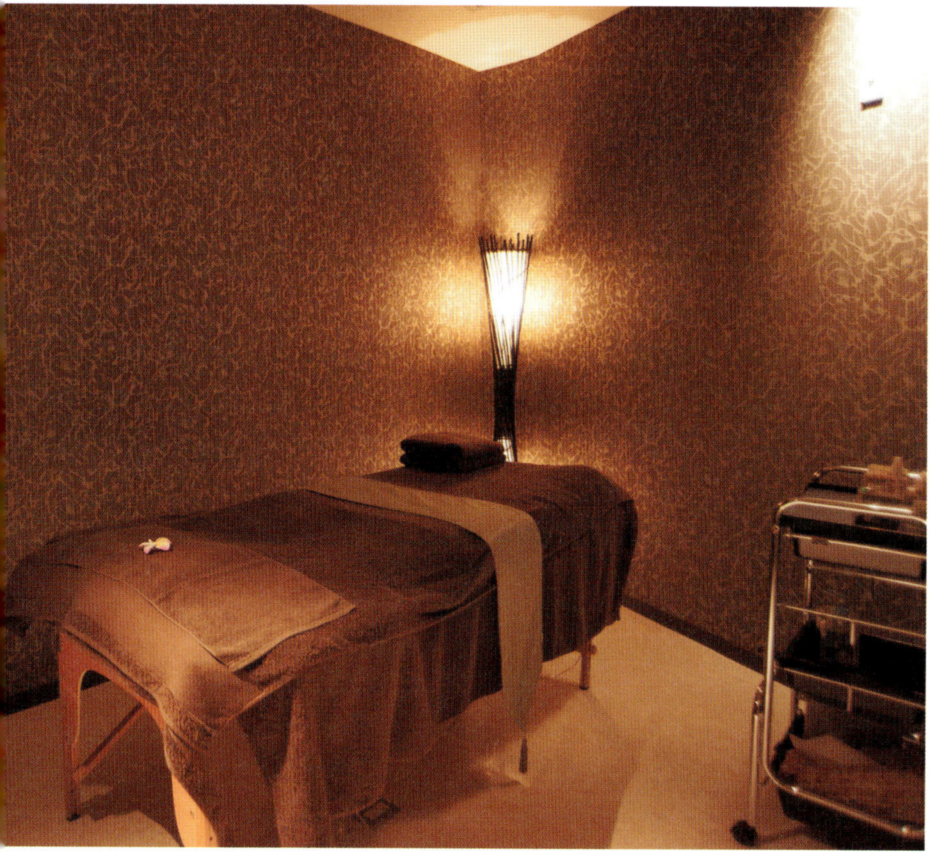

photo：田尻光久

女性限定にしたのは、女性はライフスタイルがどんどん変わり、身体も変わっていく。その変わっていく過程のすべてにおいて鍼灸がサポートできることと、開業当初はCHIHIRO氏が１人で住居を兼ねたマンションの１室でスタートしたためだ。それがわずか３年の間に、恵比寿から徒歩４分のカリスタ恵比寿本店にサロンを移した。その後恵比寿本店だけでは手狭となり、恵比寿駅前店を開院。本店は33坪、駅前店は事務所を合わせると42坪ある。

■女性が好きな空間づくり

恵比寿駅から徒歩１分のビルの２階にあるカリスタ恵比寿駅前店を訪ねてみると、入口の前にしゃれた木のオブジェがまず目に留まる。すでにドアの向こうには日常とはかけ離れた癒しの空間が広がっていることを予期させる。

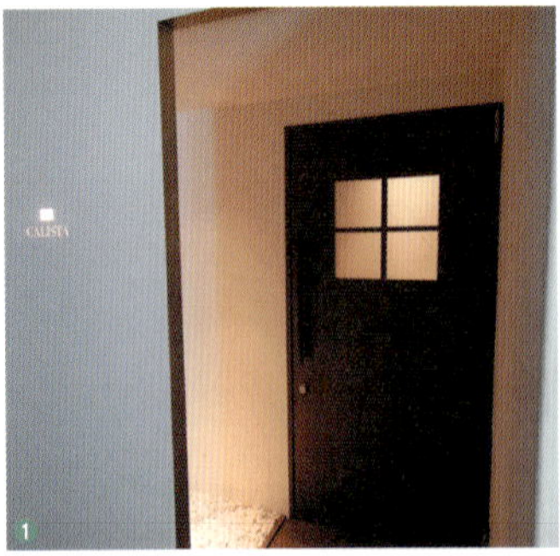

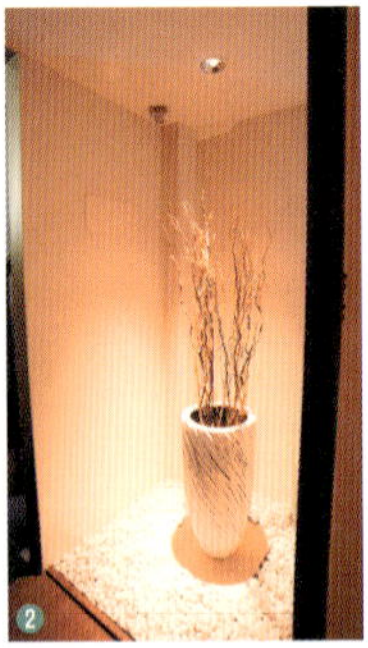

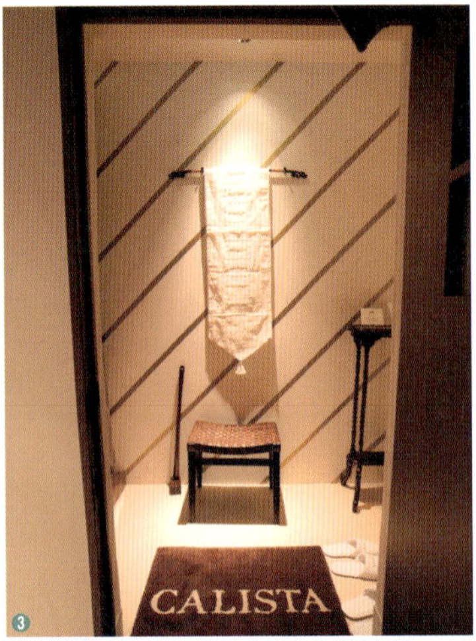

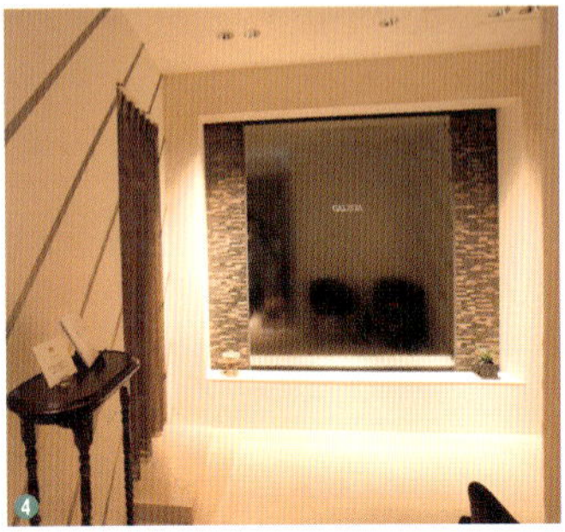

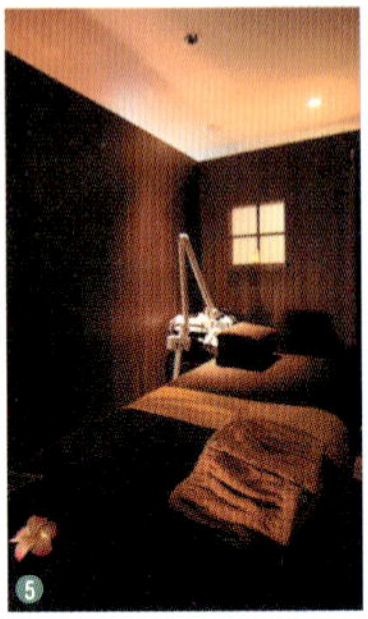

❶ビルの階段の右手がカリスタの入り口。❷入り口の左手に置かれたオブジェ　❸ドアを開けた正面。施術室よりも入口に入ったときの第一印象を大事にしている　❹ガラスの向こうに水が流れる待合室　❺治療室はすべて個室になっている

ドアを開けると白檀ともぐさの香りが漂う。照明を落とした待合室には壁一面に貼られたガラスの上から水が静かに流れて落ちている。治療室は７部屋。一番奥の２室が約3.4坪と1.6坪の完全個室になっている。残りの４室も約２坪ほどの個室になっているが、天井までは仕切られてはいない。

「女性として蛍光灯の部屋で施術を受けるのは、嫌だなと思ったんです。薄着にもなりますし、リラックスして力を抜いた状態で施術を受けてもらいたいと思ったので、ライトはすべて間接照明にしました。暗めで施術をしていますが、調光はできるのでお客様がお顔のリフトアップ感を確認するときは明るくします。そして極力物を置かないようにしています。治療室は暗いので、内装等にそれほどこだわりを持たなくてもいいと思うのです。それよりも私たちはお店の入口に比較的お金をかけて、お部屋のほうはコストを抑えるようにしています。お客様がお店に入るときの第一印象を大事にしています。

こんな鍼灸院、今までになかったな、と思ってもらえるような空間にしたいとこの３年間やってきました」とCHIHIRO氏は語る。

■カリスタが実践するマーケティングの4P

カリスタは多彩なコース展開をしている。基本コースと目的別コースに分かれ、基本コースにはトライアルコースを含め８種類、目的別コースは７種類。その他にもオプションが12個。オプション以外のどのコースにも鍼灸が入っており、価格は少し高めに設定されている。美容鍼あり、全身調整の鍼灸あり、経絡アロママッサージあり、かっさありの豊富なメニューを用意している。この理由を前田氏は次のように説明する。

「マーケティングの4P（Product－製品、Price－価格、Place－場所、Promotion－宣伝）という分類があります。物が売れるしかけです。Productは我々ですとコースです。ですから私たちはいろんなお客様のニーズを満たせるようなコース展開をしています。それと空間自体も売り物です。Priceはあえて値段を高くして業界のステージを上げていきたい、というのがおこがましいのですが目標にあります。ただお客様に対しては“マッサージ、エステ、病院、鍼灸、整体、これをすべてやったら１カ月でいくらになる？　カリスタならこの価格ですむ”というふうに思っていただけるように対応しています。Placeも恵比寿で、女性の気分が上がる場所ということで、選びました。そしてPromotionですが、私たちは既存のお客様と新規のお客様に対する考え方を全く変えています。新規のお客様を集客するために重点をおいているのは、とにかくWebサイトです」

インターネットで人が治療院を探すときは「エリア＋鍼灸」で検索することが多い。そこで「恵比寿＋鍼灸」「恵比寿＋美容鍼」でカリスタが一番上に出てくるようにすることが最初の目標だったという。それが今達成され、「東京＋美容鍼」でも上位に表示されるようになったので、次は「東京＋鍼灸」、そして最終的には「鍼灸」や「美容鍼」といった単ワードでカリスタが最初に出てくることを目指しているという。

■新規の顧客をターゲットにしたホームページ

カリスタのホームページにはあらゆる情報が詰め込まれており、見ていると思わず行きたくなる。そのWebサイト制作者の前田氏にホームページ制作でなにが大切かをお聞きしした。

「お客様がインターネットで治療院を探すとき、まずどんな情報をほしがっているかを考えると、自分に合っているか、どういう施術を、どんな先生が、どういう空間で、いくらで行っているのか、ということだと思うのです。です

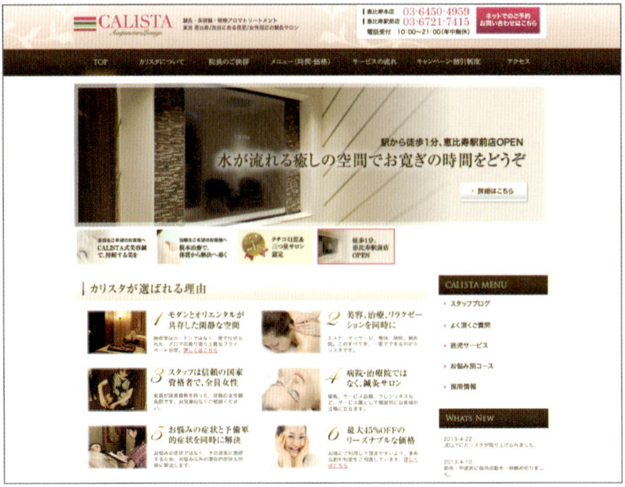

カリスタのホームページのトップページ

から作るほうとしては、そのホームページを見ただけで、お客様がそこに行ったと思えるような情報をビジュアルやテキストで伝えていく。やはりなにも知らないところに足を運ぶというのはハードルが高いじゃないですか。ですが行ってもないのに入口はこうなっていて、こういう先生が出てきて、こういう流れで施術を受けると、自分はこう良くなるんだということがイメージできれば、格段に行きやすくなるはずなんです」

ホームページでは、トップページの次に見られるのはメニューだという。カリスタではメニューで価格と時間のほかに“何に効果があって、どういう人に向けてのコースなのか”“どういった施術内容なのか”を詳細に伝えている。そしてメニューの次に見られる割合が多い院長の紹介ページでは院長の笑顔の写真とともにサロンのコンセプトを伝え、施術者の紹介も写真とともに行っている。そのほかに、カルテの記入、着替え、カウンセリング、治療といったカリスタでの施術の一連の流れを写真と解説で伝えている。

治療院のホームページに最低限必要な情報というのは、この4つ（詳細なメニュー、院長の言葉と笑顔の写真、写真とテキストによる治療の流れ、価格）だと前田氏はいう。少なくともこれまでカリスタはそのやり方でたくさんの新規の顧客をつかんできた。

昨年にはこの要素を可能な限り詰め込んだ“しんきゅうコンパス”というサイトをつくった。一般の人々がもっと気軽に鍼灸院に行けるようにするためだ。

将来的には“食べログ”のようなサイトにして、他の鍼灸院への集客に貢献していきたいという。

■リピート率が８割になると業績は上がる

カリスタの経営術で驚かされるのが、顧客の８割を占めるリピート率。経営上、この３年間で一番こだわってきたことだとCHIHIRO氏はいう。

リピート率とは、カリスタの定義によると、施術を終えた際にその場で次回の来店予約をしていかれた利用者の割合を指す。

「リピート率というのは２つの要素でできると思っています。１つは技術、もう１つはコミュニケーションです。コミュニケーションで特に大切なことは、鍼灸師としてお客様に“どのくらいの頻度で来院するべきなのかをきちんとわかりやすく伝える”ことです。なんとなく“１週間に１回くらい来ればいいですよ”といった曖昧な伝え方ではなく、歯医者さんと同じように“来週はいつにしますか”と、来る前提で予約を決めてお帰りいただくということです。そうしないとお客様の身体は良くならないと思うのです。自分の身体の状態を把握しているお客様のほうがずっと少ないので、鍼灸師である私たちは、“どういう状態でこれからどういった治療をどのくらいの期間行っていくのか”、といったことをきちんと伝えて納得していただくことがとても大事だと思います。お客様も治療計画がしっかり見えていれば、『続けてくださいね』と言わなくても、きちんと通っていただけます。もし都合が悪くて来られないときは、『じゃ、次まで自分でお灸をしてがんばってみてください』といった提案をします。お客様任せにはせず、治療計画を組むところから一緒にやっていくことで、長期に渡る関係値を築けるのではないかと思います。私たちもそうでしたが、鍼灸師の方はまず自分のリピート率を１カ月間記録につけてみて、それを５％ずつ上げていこうと決めるだけでも、たぶん業績は上がると思います。リピート率が８割行けば、確実に業績は上がります」

CHIHIRO氏も開業当初は“どれだけ満足してもらえるか”ということを施術中ずっと考えていたそうだ。

■会話ではある程度、的を絞って話す

CHIHIRO氏が患者との会話で一番気をつけていることは、“話を聞くこと”だという。しかし、患者の話を漫然とずっと聞いているわけにもいかない。

「話を聞くことはとても大事です。そしてお客様が自分で“本気で取り組も

う”と思わないと治療も続きません。私たちは、限られた時間のなかでお客様の『私はなにをしたらいいですか？』といったやる気を引き出す、やる気を起させるような質問を組み立て、それにそってカウンセリングを行っています」

それは①状態質問と②問題質問と③放置質問、そして④解決質問の4つのカテゴリーにそって順番に質問していくものだという。「感じている問題の大きさ」が「支払う対価」を上回っている場合に顧客はモノを買うという「価値のバランス」がそこに存在する。

まず状態質問で、患者が置かれている状況や環境などの客観的事実および最も気になっている主訴を確認する。次に状況質問で得た情報を基に、患者が抱えている課題を探っていく。問題質問は「その主訴があることで、どういった問題がありますか」と問いかけていくそうだ。目的は患者本人も気づいていない潜在ニーズに気づいてもらうことだという。次の放置質問では、主訴を放置した場合に近い将来どのような問題がさらに発生するか、発見された潜在ニーズがどのような影響を及ぼしているかを明確化してもらうための質問だ。そして最後の解決質問では放置質問で浮き彫りになった課題が解決されたらどうなるか、「○○が解決されると、△△への影響はどうなるでしょう？」と放置質問の内容を逆にたどる質問を行い、潜在ニーズをはっきりと顕在化させ、患者本人に解決したいと思ってもらうそうだ。相手を理解しようという気持ちを持ちつつ、こちらが話す言葉についてはある程度的を絞って、話すことが大切だという。

CALISTA院長 CHIHIRO氏

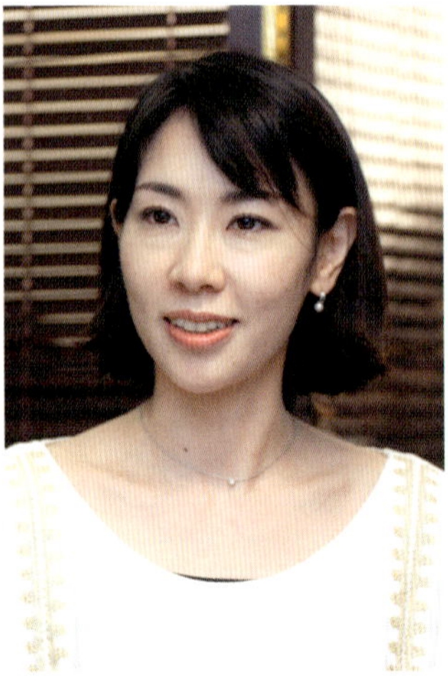

■スタッフのやる気

カリスタの営業時間は夜は22時まで、そして不定休だ。不定休にしているのは、お客様が来たいときに来られる状態にしておきたいから、とCHIHIRO氏。

「私も会社員を経験しているので、どの時間帯に自分が行きたったかを考えて、お客様の希望に添えるように設定しました。鍼灸師のスタッフは17名で、交代制でやっています。8時間勤務を徹底し、最終受付は21時。22時には終わるようにし、施術が終わって30分以内に帰るように指示しています。8時間労働ですが、来社時間や帰社時間はそのときの予約状況に合わせて組んでいます。スタッフ各自が自分の目標を持っているので、その目標に向かって予定を組み、またスタッフ1人に負担がかかり過ぎないようにチームを組んでカバーしています」

Acupuncture Lounge CALISTA

開業：2010年
ホームページ：http://www.cali.jp/
住所：本店　〒150-0013　東京都渋谷区恵比寿1-22-8 ヤマベビル 4F
駅前店　〒150-0013　東京都渋谷区恵比寿 4-4-11 太興ビル 2F
スタッフ数：21名
1日の患者数：20～40名
客層：30～50代女性を中心に、20～70代まで幅広い。
主な患者主訴：肩こり、冷え、むくみ、不妊、しわ取り、ほうれい線解消など
治療方針：経絡治療をベースにした伝統治療。お客様に寄り添えるような、人生のサポーターとしての治療、カウンセリング、セルフケアアドバイスなどを実施
治療費：美容鍼トライアルコース5,980円、粋華15,500円、ほのか18,500円、巡蓮26,000円等
初診料なし

カリスタは会社組織になっており、人事制度がある。スタッフにはアルバイトと社員がおり、評価制度、等級制度、報酬制度がある。評価はスタッフの目標の達成率である成果評価（数字的な評価）と行動評価（数字で出てこない部分の評価）の2軸で3カ月に1回査定という形で評価される。そしてその評価制度に基づいて、5段階の等級（アシスタント、セラピスト、リードセラピスト、マネージャー、ディレクター）に分けられ、その等級ごとにどういうスキル要件が必要なのかが定義されている。等級が上がっていくと報酬も上がっていく。まだ3年目ということもあり、スタッフはみなどんどん上がり続けているという。

カリスタは最初、美容を目的に来る患者が7割だった。来院のきっかけについて、CHIHIRO氏は最後にこう答えてくれた。

「体にいろんな悩みがありながら入口は美容というお客様は多いです。ただ、私たちはエステティシャンではなくて、あくまでも治療家なので、プライドをもって施術をしています。患者さんの声にならない声は脈でわかります。鍼灸師である以上、そして根本から治療をしていく以上、そのベースは経絡であり、脈診であり、私たちの前の世代の人が大事にしてきた日本の鍼灸にこだわりたいと思い、これまで徹底的に勉強し訓練してきました。開業してまだ3年という年数は変えられない事実ですが、知識や経験は努力で変えられるものです。私たちはお客様が通うことが楽しみになるような、カリスタに来たことで次また頑張れるような、そんな場所を目指しています」

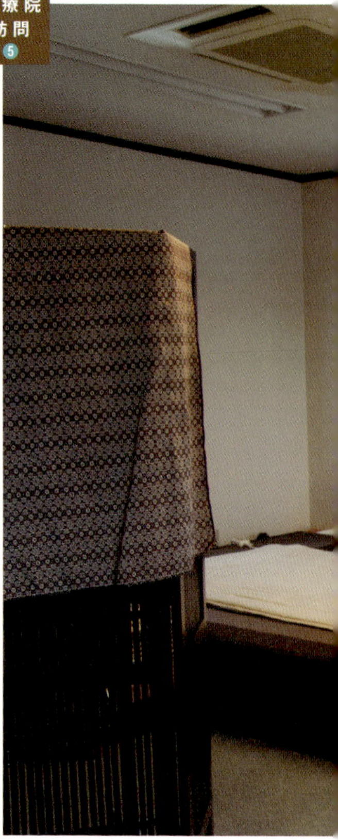

年配の方が多いという地域性から
坐骨神経痛、腰痛、膝痛、
首・肩痛の治療に的を絞り、
差別化を図る。

チカ治療室

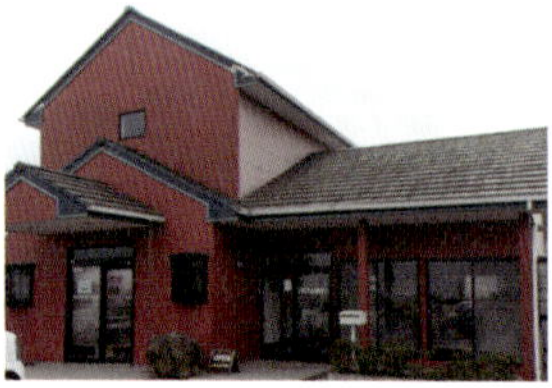

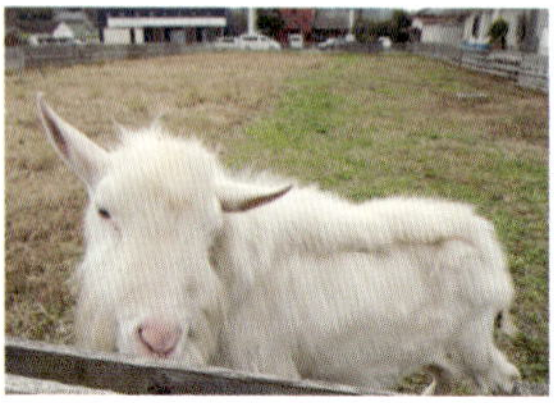

「不妊治療専門」、「スポーツ障害専門」、「女性専門」といった専門性ではなく、その地域の人が何を求めているのか、他の治療院と差別化を図るには、何を売りにすればいいのかを考え、それに基づいた治療に取り組んでいるチカ治療室。交通の便も決してよくない、年配者の多い地域で、治療院を切り盛りするチカ治療室には細かいの集客の技があった。

■ 田んぼの中の赤い一軒家の治療院

施術者の名前をそのまま治療院名にした「チカ治療室」は千葉県、房総半島の少し右寄りのいすみ市にある。覚えやすく、施術者が女性だとすぐわかるので、女性の患者にも安心して来院してもらえるといった点からこの名前にした。

茂原市から車で20分。勝浦市から車で20分。御宿町から車で20分～30分、最寄りの駅であるいすみ鉄道国吉駅からは徒歩15分と、どこから来ても遠い。患者は100%車で来るそうだ。

チカ治療室の周辺は田んぼが多く、その中の赤い壁の一軒家なので、よく目

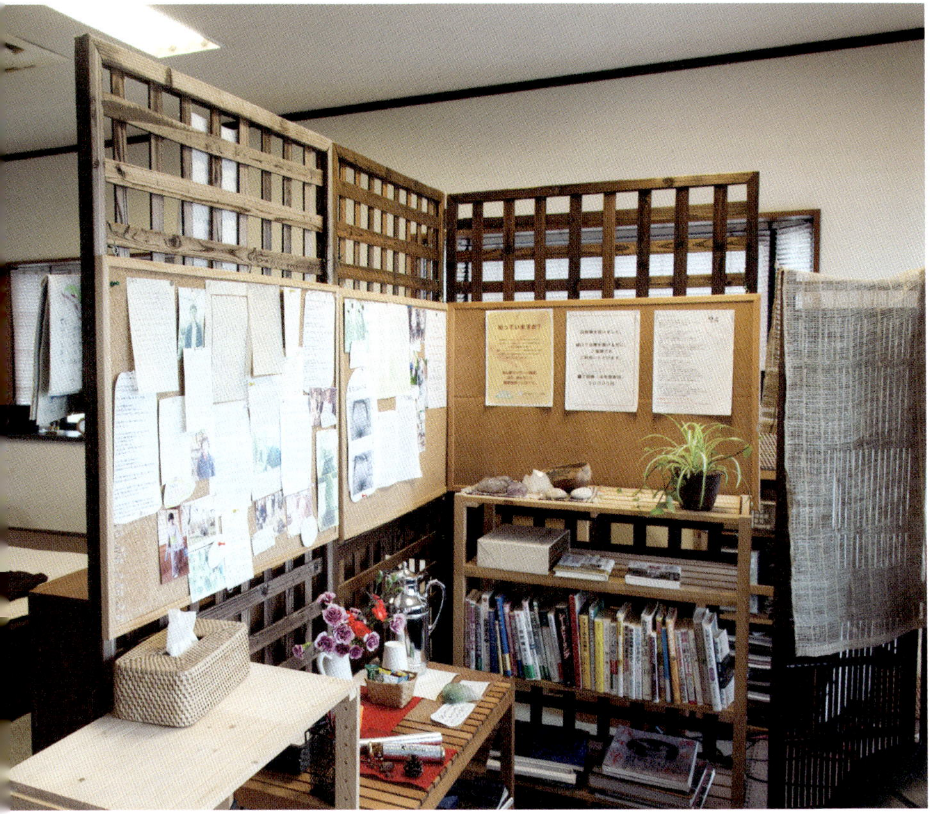

photo：田尻光久

立つ。道を挟んだ前の敷地には人なつっこいヤギが１匹、暢気に草を食べている。こんなのんびりとした地域でも、近くに鍼灸整骨院と整体療術院が数軒ある。

外観は窓が大きく、外から中の様子がうかがえる。看板は手作りで、木の板にカッティングシートを切り抜いて貼ったという。ガラスの戸を開けて中に入ると、みごとな生花が迎えてくれる。待ち合い室の台の上には千葉の久留里で涌いている水でいれたというお茶がポットに入って置かれている。「本日のお茶は減肥茶です。久留里の地下600ｍから私がくんできた水で入れたお茶です」という文字もとてもかわいらしく、よく見かけるウォーターサーバーと違う温かみを感じる。その横にはかごに入った飴

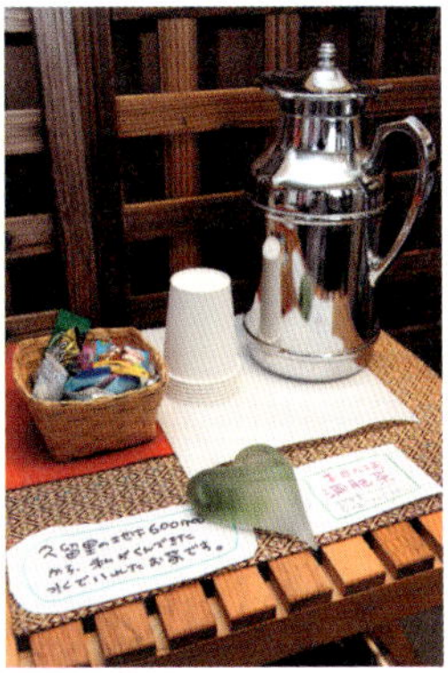

久留里の地下水でいれたお茶とお菓子

やチョコやラムネなどいろいろなお菓子。1番人気は“キットカット”で、次は“よいこのクッピーラムネ”だそうだ。

■経営の先生から学んだことを自分らしく応用する

チカ治療室は東日本大震災の直後にオープンした。スタッフは谷川千夏氏1人。オープンから約2年が経つが、開業に向けて1年半かけて経営について勉強したという。谷川氏は以前、自宅で主婦業の傍ら鍼灸治療を行っていた。その時、チラシやフリーペーパー、ホームページを作ったがあまり効果がなかったので、今回、テナントを借りて開業するにあたり、経営に強い先生に高い授業料を払って経営のノウハウを死ぬ気で勉強したそうだ。

「今まで国家資格ということだけで、何も考えずにのんびりやっていましたが、経営の勉強の必要性を痛感しました。むしろ資格のない先生方がいかに勉強しているかを知り、いい治療さえできればいい、という自己満足的な考えが覆されました。震災直後でもあり、私も何も勉強しないで開業していたら、とっくにつぶれていたと思います」と谷川氏。

治療で改善がみられても、患者が実感し、納得しなければ意味がない。それには患者との相互理解を深めることが重要で、患者が入室した瞬間から、挨拶、問診、検査や説明、治療中の会話、治療後の確認、見送りに至るまで、細心の心配りが必要だと痛感したという。また、自身もいくつかの治療院に行って治療を受け、どのように対応してもらったら患者の立場として満足できるのかを考えた。

チカ治療室院長
谷川千夏氏

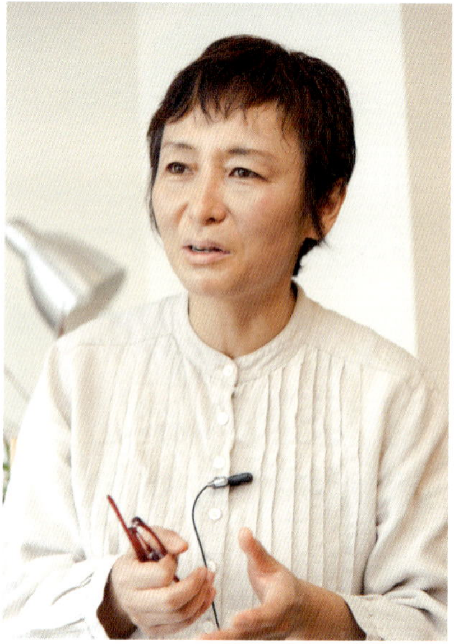

治療室は、個室になっておらず、プライバシーは守られつつも、待合室で待っている患者さんにも、治療の様子がうかがえるつくり。治療後に「気持ちよかった」「楽になった」という患者の声が聞こえることが、待っている患者

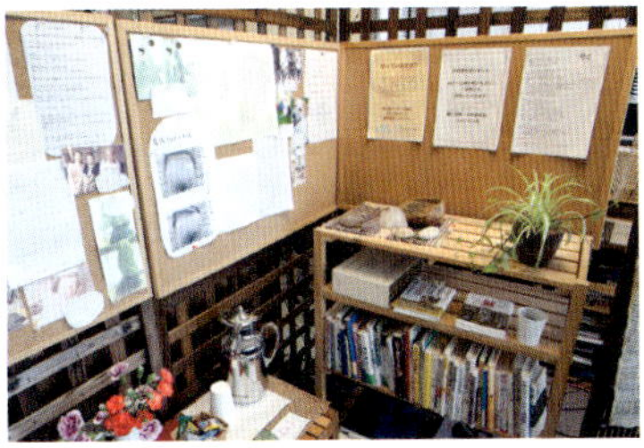

似た症状を持つ人に安心感を与えるように、仕切りに感想が貼ってある

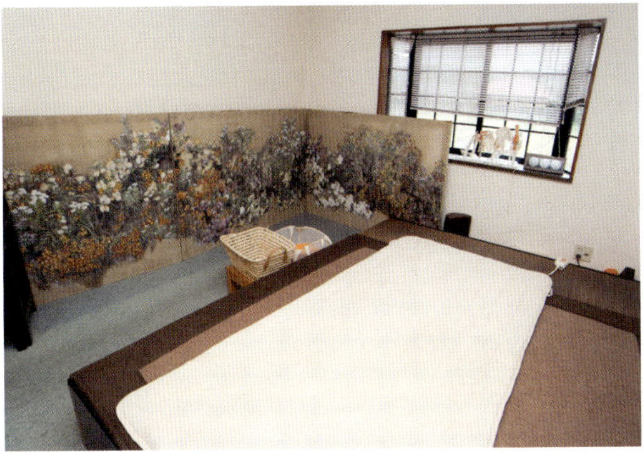

施術室の壁半分には谷川氏が描いた日本画。部屋を華やかに彩っている

の期待感と安心感につながる。

チカ治療室の施術室と待合室の間の仕切りには、患者からの手紙や感想がランダムに貼られている。感想は患者から贈られたものや谷川氏が患者に頼んで書いてもらったものある。こういった手書きの文字はついつい読んでしまう。

治療室は約5坪の広さ。壁半面に谷川氏が描いた日本画が貼られている。病院のように無機質な部屋でなく、家庭的な温かい空間を目指していると谷川氏。35cmほどの高さの2畳分ほどある畳のベッドの上にマットが敷かれ、そこで治療が行われる。この畳のベッドは通販で買ったそうだ。ベッドでなく畳なのは谷川氏が古武道である活法も治療に取り入れているため。運動器疾患の場合、活法で自動的な動きや他動的な動きを患者にさせることで、体の状態を詳しく観察できるという。治療院の備品はこの畳のベッドを購入したくらいで、他は家から持参してきたものばかりなので、資金はほとんどかかっていない。

■“何でも話せる隣のおばさん”的な親しみのある治療家になる

ベッドの横の机に目をやると、解剖学や生理学の本など専門書がずらりと並べられている。問診時にちょうど患者さんからよく見える位置になっている。

「待合室で期待を持って施術室に入ってこられた患者さんに、“この先生なら信頼できるな”と思っていただくための流れというのは、ものすごく大事です。だから問診時も患者さんの座る位置やそのときに患者さんの視界に入るものには非常に気を使っています。治療に入ってからも、なるべく患者さんよりも下の位置でお話を聞くようにしています。それは上から目線で患者さんを診たくないからです。私が着ている洋服も白衣でなく普段着に近いのは、活法で体を動かすためもありますが、“先生”と呼ばれるよりは“話しやすい隣のおばさん”的な親しみを持ってもらいたいからです。“この先生なら何でも話せる”と思ってもらえるようなスタンスをめざしています」

谷川氏は初診の患者に対し、まず最初に自分から名前を名乗る。患者との信頼関係を築くための第一のステップだからだ。治療中は“どんな鍼を打たれるんだろう”と身構えている患者の状態を踏まえ、できるだけ自分から話しかけ、患者が話しやすい雰囲気をつくることを心がけているという。その他に谷川氏が気を付けている点は電話の対応。電話をもらってそれがキャンセルの電話であっても、必ず「お電話ありがとうございます」と感謝をこめて対応する。

■地域でオンリーワンの治療院を目指す

１日の平均患者数は５～10名。年配の方が多いという地域性から坐骨神経痛、腰痛、膝痛、首・肩痛の治療に的を絞り、専門性を持たせた。専門性といって

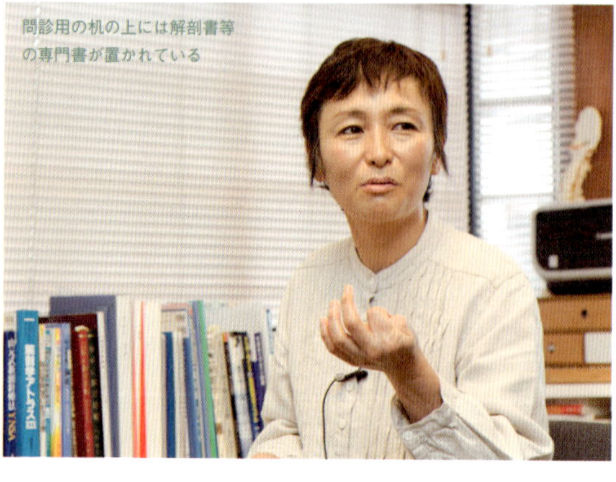

問診用の机の上には解剖書等の専門書が置かれている

も「腰痛が治ったんだから、こっちも治るはずだ」ということで、専門以外の疾患を診ることも多い。

初診時に、治療室の治療方針や通院の目安、治療後の注意点等を書いた印刷物をチカ治療室のシールを貼ったクリアホルダーに入れて帰り際に患者に渡す。治療にきちんと通い続けてもらうためと他の患者を紹介するときに利用してもらえるための印刷物だ。これをクリアホルダーに入れて渡すことで、捨てられずに大事にとっておいてもらえるという。

チカ治療室は“地域でナンバーワンではなくオンリーワンの治療院”を目指している。これは、“他の治療院とのすみ分けをする”ということだそうだ。

「この地域の治療院はリラクゼーション的なマッサージ系か整骨院なので、保険も取り扱っていない私の治療院へは“本気で治したいという方に来ていただく”という意味で、オンリーワンになりたいと私は思っています。これが他の治療院との差別化になっています。大きな治療院ではなく、わざわざ小さい治療院を選ぶ患者さんには施術者に対する信頼感だったり、臨機応変に対応してもらえるといったそれなりの理由があるはずです。ですから私は治療ではコースを設けず、個人に対応する、ということを強調しています」

日によってまだまだ患者数に波はあるが、「足腰ならあそこに行けばいいよ」と言ってもらえるように、そして「あまり長期間患者をかかえることなく、よくなったら卒業していき、新しい患者を紹介いただける、そんな風通しのよい、流れのある治療室となっていければいい」と谷川氏は語ってくれた。

チカ治療室

開業：2011年
ホームページ：http://www.tikatiryou.com/
住所：千葉県いすみ市弥正 267-4
スタッフ数：1名
1日の患者数：5～10名
客層：運動器疾患の中高年
主な患者主訴：頸肩痛、腰殿部痛、膝痛
治療方針：患者様の目標を明確にし、それに沿ったゴールを目指していく
治療費：4,500円　初診料なし

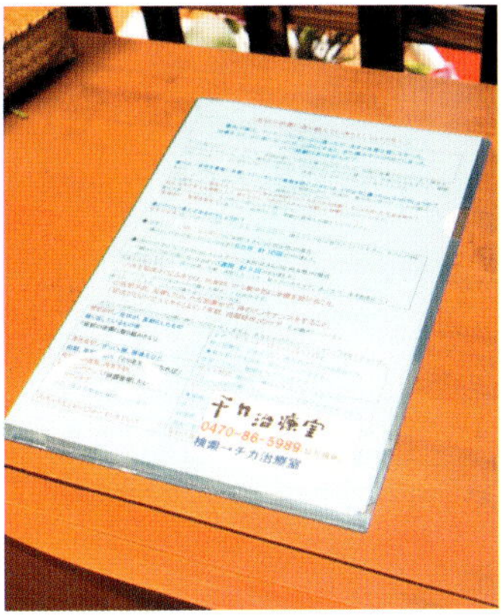

治療指針等をクリアフォルダーに入れることによって、捨てられる確率がぐんと減るという

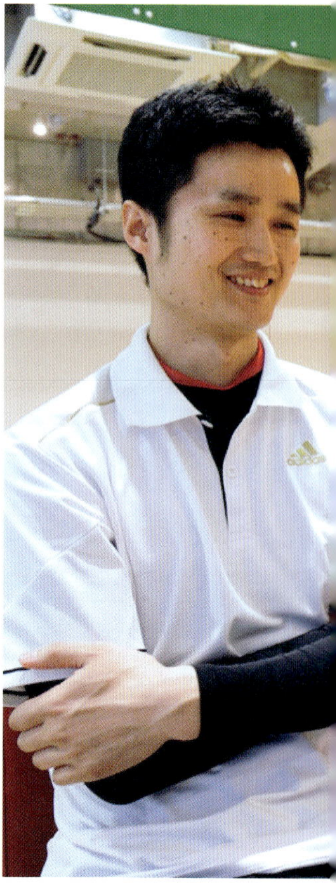

今の時代は、スポーツ専門や腰痛専門といった特色を出しておいたほうが、患者さんは安心して利用しやすいと思います。

治療院
訪問
6

MIRACLE BODY

劇団四季に約６年間在籍し、数々の舞台に出演した経験を持つ福山弘氏。小守スポーツマッサージ療院を経て、大阪の地に開業した福山氏の治療院「Miracle Body 鍼灸スポーツマッサージ治療院」は自身のキャリアを生かし、スポーツ障害治療専門の治療院として、特にランニング障害、野球障害、バレエ障害の治療を行っている。疾患を限定して、対象者を絞ることにどんなメリットがあるのか。大阪市西区北堀江にあるMiracle Bodyを訪ね、福山氏に話を聞いた。

■キャリアを生かして、治療院を形作る重要性

商売においてターゲットを限定するには勇気がいる。ターゲット層以外の顧客をないがしろにして商売が成り立つのか。そういった不安と闘わなくてはいけないし、ジレンマもある。治療院とて同じである。

「Miracle Body 鍼灸スポーツマッサージ治療院」は2013年２月の開業だが、すでにマラソンの愛好家やダンサーの顧客が多く通う人気の治療院だ。大阪市内はもとより、滋賀や京都、兵庫、和歌山、三重、遠いところでは石川から通う人までいるという。治療院内はオレンジで統一され、クリーンでアクティブな印象を与える空間となっている。

そして何よりも目を引くのが、院内の中央に設置されているトレーニングスタジオだ。なぜこのような治療院ができ上がったのか。代表の福山氏は次のよ

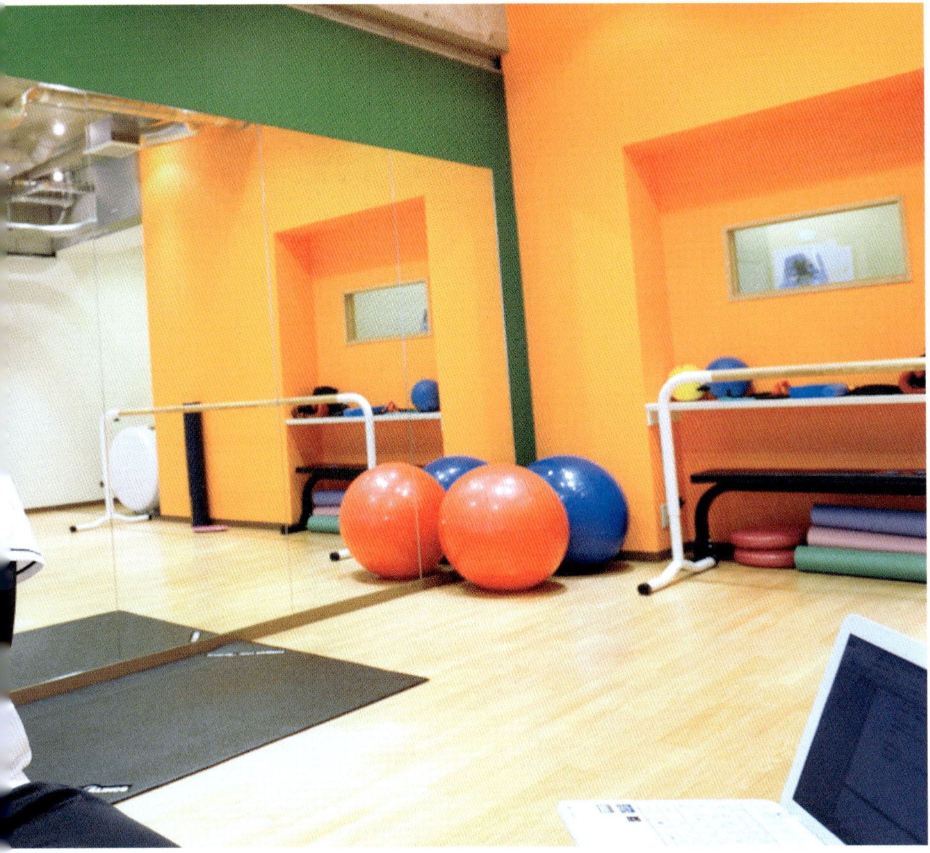

photo：垂井俊憲

うに述べる。

「それは私の経歴と密接に関わっています。野球をしていた高校時代に、坐骨神経痛になったり、肘を故障したりした時がありました。その時に治療してくださった先生が元阪急ブレーブスのトレーナーで、鍼灸マッサージ師の方でした。その影響もあって、高校卒業後すぐに治療家になりたいと思ったのですが、その方から『治療家になるのは大学に行ってからでもいいのではないか』というアドバイスをいただき、筑波大学体育専門学群に入学しました。しかし、大学では体育会には所属せず、英語劇のサークルに所属していました。そこでミュージカルに夢中になり、舞台に憑りつかれてしまった。その後たまたま劇団四季のオーディションを受けたら合格してしまったため、大学の途中で劇団四季に入り、約6年間在籍していました。いろいろな舞台に出てはいましたが、

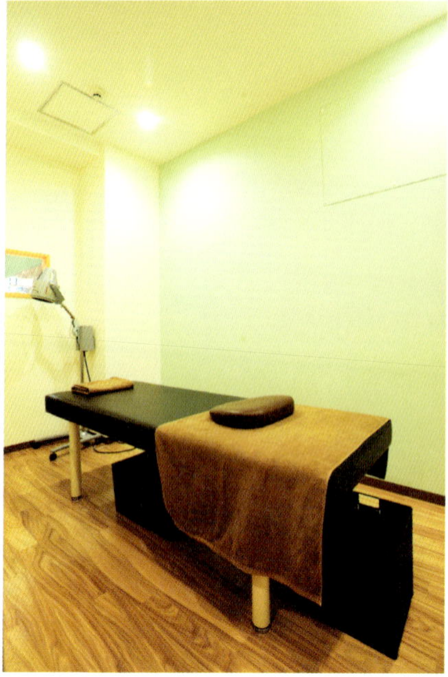

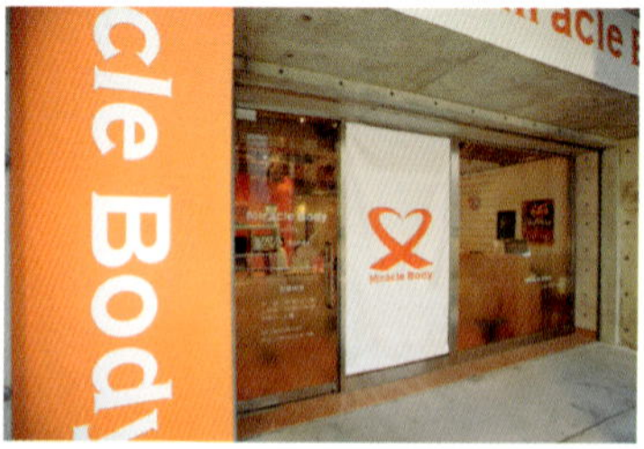

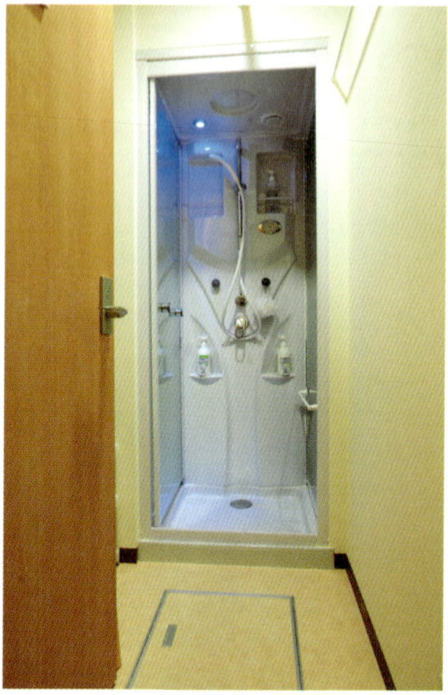

（写真上）シンプルで清潔感あふれる治療室。（写真右上）路面店にこだわり、駐車場も２台完備している。遠方からの利用者からは好評だ。（写真右下）スタジオを利用する人のため、シャワー室も完備している

最終的に主役にはなれなかったので、そこで見切りをつけ、かつて念願であった治療の世界に飛び込みました。修行先は、トレーナー派遣で有名な小守スポーツマッサージ療院です。そこで勉強をさせていただいて、その後自分のキャリアを生かすことを考えたら、こういった治療院の形に自然と収まりました」

福山氏の言葉を借りれば、戦略的に考えた結果というよりも、「今まで積み上げてきたもの全部をここに出している感じ」だと言う。何かをスタートさせるとき、得てして人は大きなことにチャレンジし、いろいろなものを盛り込もうとしてしまう。しかし、福山氏は自分のキャリアを生かして治療院を形作ることのほうが大事だと言う。

「東洋医学的な治療、あるいは内科的な疾患が得意な先生はそれを活かせばいいと思うのです。それが質の良い患者さんを呼び、良い経営につながってい

くのではないかと考えています」

■ **ブランドも売れていないわけじゃない。**

ただそんな福山氏も「差別化は必要だ」と話す。福山氏は小守スポーツマッサージ療院で西武ライオンズ、オリンピック代表陸上選手、その後、大阪ガス陸上競技部等のメディカルトレーナーとしてチームに帯同した経験を持つ。しかし、野球の治療を専門にして開業していない。

「野球を専門にする方、プロ野球のトレーナーになりたいという方は他にもたくさんいると思います。私も一度は経験したかったところではありました。しかし、自分はプロ野球のトレーナーでなくてもいいなあと思ったんですね。自分のやるべき道はキャリアを生かすこと、それはやはり劇団四季にいたということ。バレエやダンスでした。バレエ障害という入り口を限定することで、コアな患者さんが非常に増えました。今の時代はまんべんなくというより、スポーツ専門や腰痛専門といった特色を出しておいたほうが、患者さんは安心して利用しやすいのだと思います。プロのバレエダンサーやスポーツ選手が来るということで、それが宣伝になり、シャワー効果になっていたりもするのです」

しかし、Miracle Bodyの場合、従来の治療院っぽくないスタイルを打ち出していることもあり、「一見さんは一人も来ない」と福山氏は苦笑する。その辺のリスク管理はもちろん必要で、福山氏も開業前に採算が取れるかどうかよく調査しておいたほうが賢明だとアドバイスする。実際、Miracle Bodyでも、現状一番多い患者層はバレエではなく、ランナーだという。

「私が最初にチームに帯同していた競技は陸上なのです。今、空前のマラソンブームというのもありますが、特に30～50代の女性が多く、走ることをライフワークにして自己投資をしています。バレエをされている方も富裕層が多いのが特徴です。ターゲットにする層を開業に際しては頭に入れておくべきかと思います。大阪は保険治療のところが非常に多いです。患者さんは保険治療も受けるでしょう。でも、今はユニクロも着るけど、高級ブランドも買うという時代です。二極化が進み、締めるべきところは締め、必要なものにはしっかり投資をする。ブランドが売れていないわけじゃない。私はそちらを目指したいのです」

その分、福山氏は「治す」ということに徹底して力を入れている。それが経営の工夫だと言い切るほどだ。自身のキャリアとスタジオを併設しているというメリットを最大限活かして、治療後に患者の動作解析をしながら、その動作の修正を行うことで障害の予防につなげている。
「スポーツ障害は、治療だけでなく、リハビリやその後の対処によって予後が変わります。怪我をしない身体の使い方、休む時期や負荷を掛けるべき時期のアドバイスなどの総合的な判断が必要です。当院では、治療をしない人もいます。パフォーマンスアップ、障害再発予防のトレーニングだけを指導することもありますよ」

■最後は治せる技術力がものを言う

Miracle Bodyでは開業からほとんど宣伝をしていない。9割以上の患者が口コミ、紹介で訪れる。最近になって、バレエ情報のポータルサイトに広告を出しているというが、宣伝のためというよりは「情報を置いておくことがブランド化につながるから」という理由だ。同様にホームページは特にこだわりがあるわけでないとしながらも、「必要最低限の情報は置いておかないといけないし、しっかりとしたものを作らないといけない」と話す。これにより患者の受ける安心感、第一印象が違うためだ。ブログは休みの日以外は毎日更新を続けているが、正直、きついと思うこともあるようだ。
「患者さんからは、忙しい時はつまらない情報になって、忙しいのが分かると言われます。意識しているのは、バレエのコンクールや陸上の大会の情報を載せるようにしていることですかね。そうすると、アクセスも1000件を超えますし、検索も上位にひっかかってきます。治療の情報ももちろんいいと思いますが、専門性を生かした情報を発進することが大事だと考えています」
最後に劇団四季で学んだことを

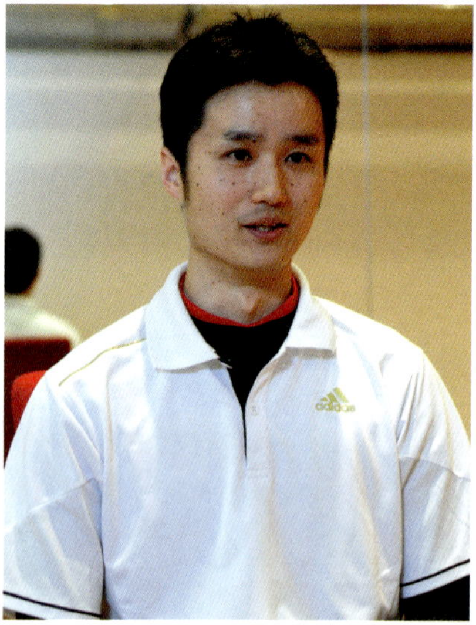

Miracle Body代表
福山弘氏
福山氏が現在目指しているのは、小守スポーツマッサージ療院のようなスタイルだ。「大阪はマッサージ師が少ないので、今後は鍼灸マッサージ師にこだわって、治せる後進を育成していきたい。一緒にやっていってくれるスタッフを募集中で、セミナーも開催しています」と述べる。

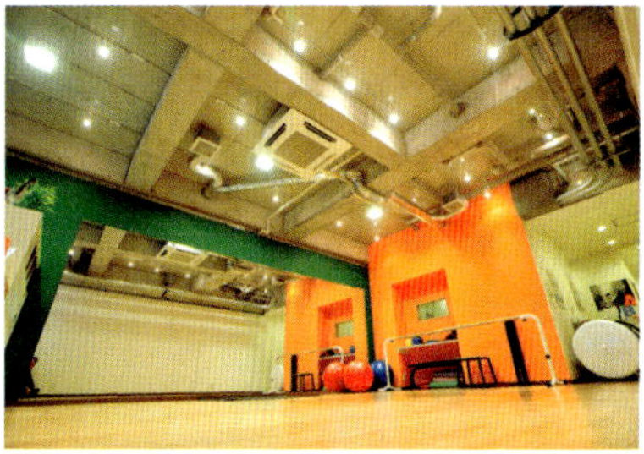

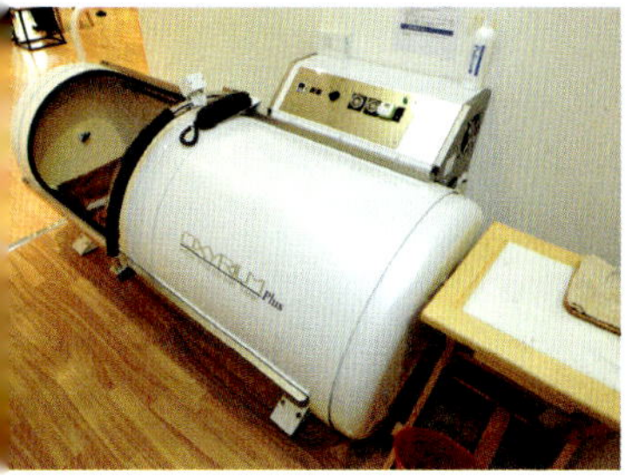

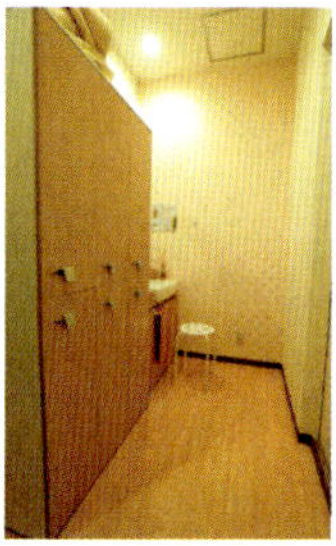

（写真上）トレーニングスタジオが設けられているため、治療院は約100㎡あって広い。オレンジのカラーが印象的で、天井を高くして、配管を残したデザインを採用。なお、デザイン会社は3社に声をかけ、デザインの良いところに決めたという。スタジオはヨガ教室などに貸し出したりもしている。（写真左下）酸素カプセル。マラソンランナー、陸上選手などが好むため設置したという。（写真右下）男女別に更衣室も用意されている

Miracle Body

開業：2013年2月1日
ホームページ：http://miracle-b.com/
住所：〒550-0014 大阪市西区北堀江2-3-26 レキシントンスクエア北堀江
スタッフ数：1人（美容系の施術ルームを間貸ししており、その担当者が受付も兼ねる）
1日の患者数：6～7人
患者層：実業団の陸上選手やマラソン愛好家、プロのバレエダンサーなど幅広い層のスポーツ障害患者が訪れる
治療時間：平日10:00～21:00（定休日・火曜）、土日祝10:00～19:00
治療内容：スポーツマッサージ、鍼灸、美容鍼、酸素カプセル、他

尋ねると、「プロ意識の高さ、細部にもこだわって、1つのものをつくっていくことですかね」という答えが返ってきた。また、小守スポーツマッサージ療院でも同じように、「治すということのプロ意識の高さ」を学んだという。

「よく経営の本に、『技術だけ良ければいいと思っていませんか？』と書かれていますが、技術が良くないと絶対だめです。当院も女性が入りやすいようにデザインされていますが、それはそれとして何よりも大事なのは、結局は患者さんの治してほしいという要求に応えられるかどうかです。小守では、プロ野球のトレーナーは監督から『いつ治るんだ？』と聞かれると、その時にすぐに明確に答えられないといけないと教わりました。私もダンサーやランナーの方には、ほとんどの場合、明確に治療期間を答えるようにしています。それを裏付けるための知識が必要で、常に勉強しています。専門性を謳うなら、徹底しないといけないし、その姿勢が次の患者さんの紹介、獲得につながるのだと考えています」

どんな科のどんな疾患にも
対応できる鍼灸院が
医療モールの中にあれば、
患者にも他の医療施設にも喜ばれる。

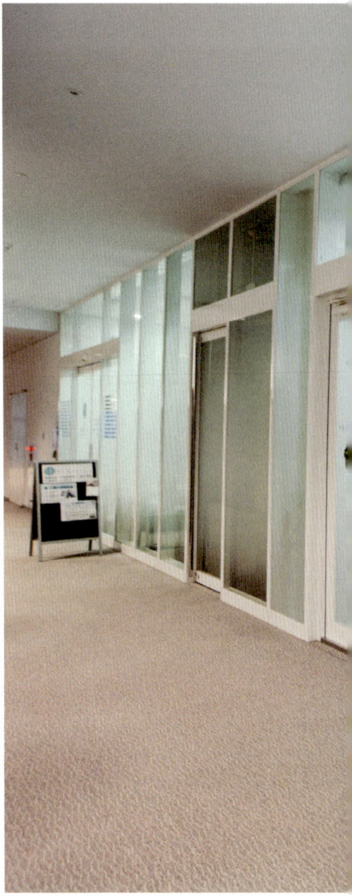

photo：田尻光久

MEDICAL SPA
みなとみらい鍼灸院

治療院訪問 7

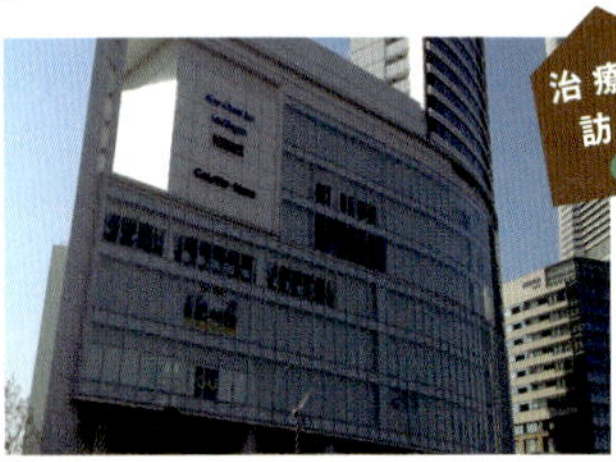

横浜・桜木町の駅から徒歩1分にあるTOCショッピングタウン・コレットマーレ。今年で4年目を迎えるこのビルに併設されている3階の医療モール内にメディカルスパみなとみらい鍼灸院はある。医療モール内に出店している鍼灸院はめずらしい。医療モール内での営業はどういったものか、みなとみらい鍼灸院を訪ねてみた。

■東洋と西洋の融合　MEDICAL+SPA=メディカルスパ

みなとみらい鍼灸院が所属するメディカルスパみなとみらいは、株式会社ヘルシーライフサービスが運営しているスパ。スパといってもメディカルスパなので、医師の監督のもとで代替補完医療や食事療法、美容などの様々な面から、その人の症状に合わせた最も適切な治療や施術を行っている。西洋医学だけでは健康を維持増進することは難しいという考えから、鍼灸をはじめとする代替補完医療の実践の場として、7年前に第1号店を西鎌倉で開設し、2号店をTOCショッピングタウン・コレットマーレの医療モール内に4年前にスタートさせた。

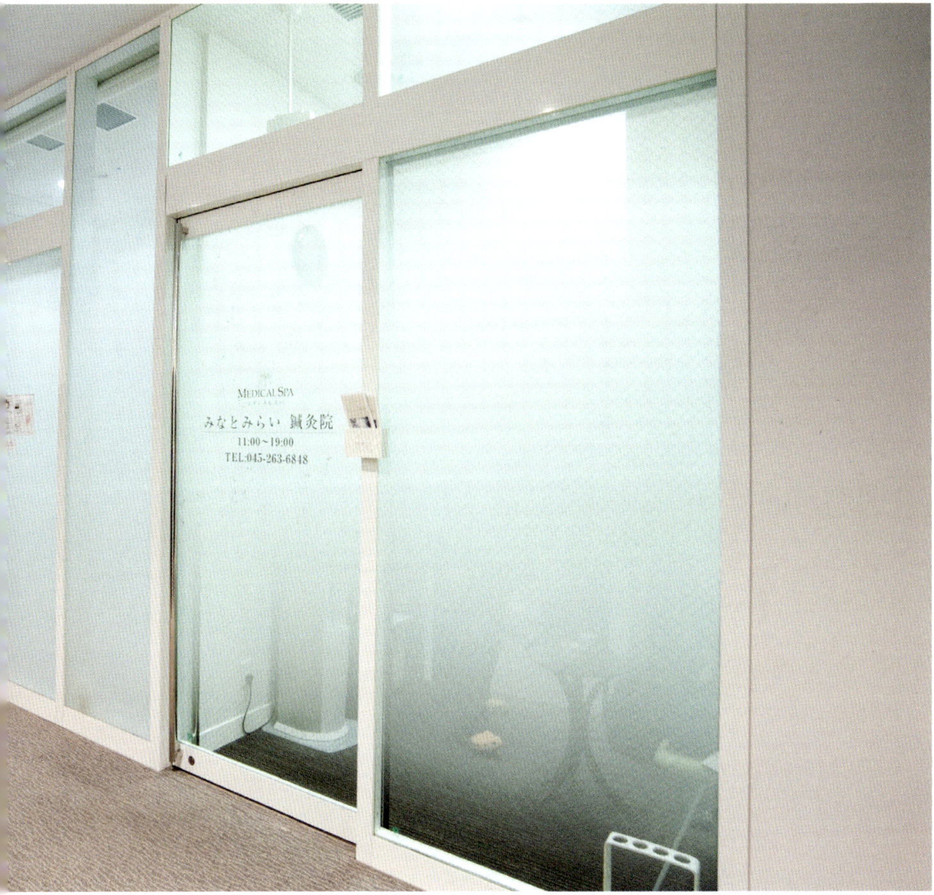

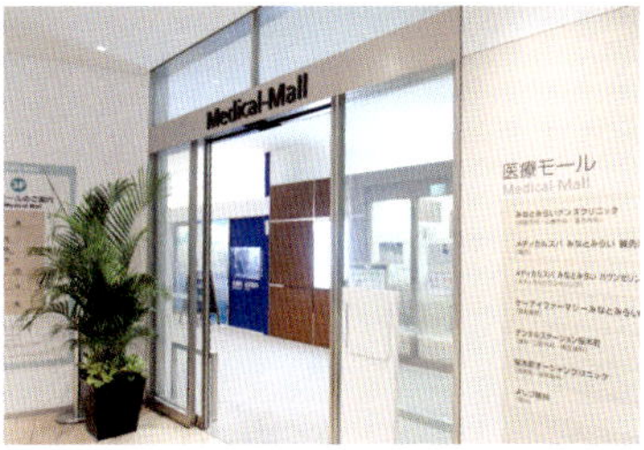

TOCショッピングタウン・コレットマーレの３階に併設されているメディカルモール

医療モールはコレットマーレの３階の奥にある。医療モールの中に入ると、最初に眼科、その横が皮膚・泌尿器科、次に歯科、薬局と続く。そして薬局の隣にみなとみらい鍼灸院があり、隣が心理カウンセリング、そしてその隣が内視鏡検査を中心とした総合内科、医療法人社団健生会みなとみらいケンズクリニックになっている。みなとみら

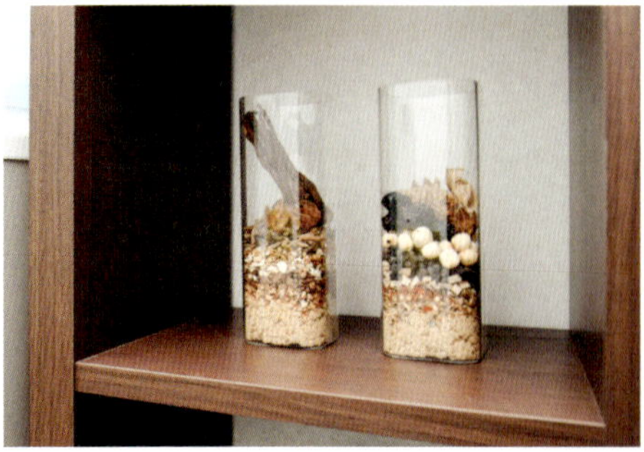

待合室のラックには東洋医学の本とお手製のもぐさと生薬が入ったガラスのオブジェが２つ置かれている。

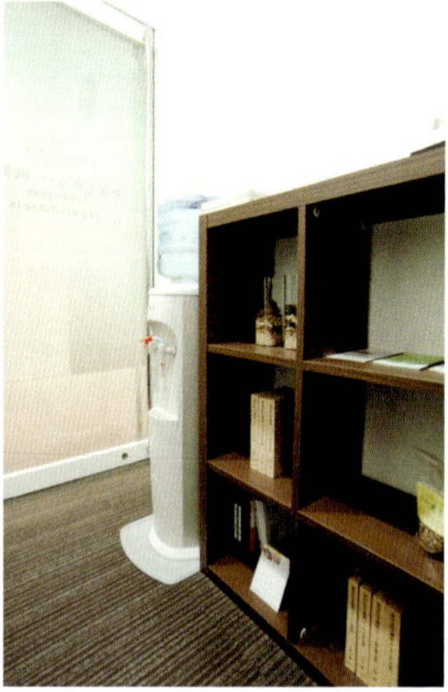

い鍼灸院と心理カウンセリングはこのみなとみらいケンズクリニック併設の施設となっており、そのほかの歯科、皮膚・泌尿器科、眼科、薬局はそれぞれが独立した組織だ。

■ショッピングビル内の医療モールにある鍼灸院

みなとみらい鍼灸院の入口は中央が曇りガラスになっており、足元が見え、中の様子がなんとなくわかるようになっている。ドアを開けると、右手にシンプルでセンスのいい椅子が２脚あり、左側のラックには東洋医学の本とお手製のもぐさと生薬が入ったガラスのオブジェが２つ置かれている。待合室の広さは4.07㎡。こじんまりしているが、ビル自体がファッション施設ということもあり、天井が高く、狭い感じは全くしない。その左奥が施術室となっている。ダークブラウンと白を基調にした施術室は約9.93㎡。ベッドは１台なので個室となる。ベッド以外は収納棚と患者の着替えを入れるかご等が置かれており、全体的にスッキリと落ち着いた空間となっている。

施術室のライトはお灸をすると壁が黄色くなるので、初めから少し黄色い光のものにした。換気は強めにしてほしいと要望を出し、施術室に３カ所最初に設計してもらっている。また煙探知機ではなく、熱探知機にしてもらったとい

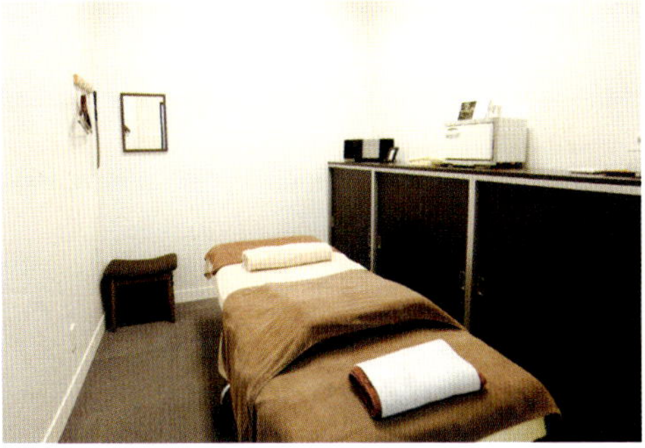

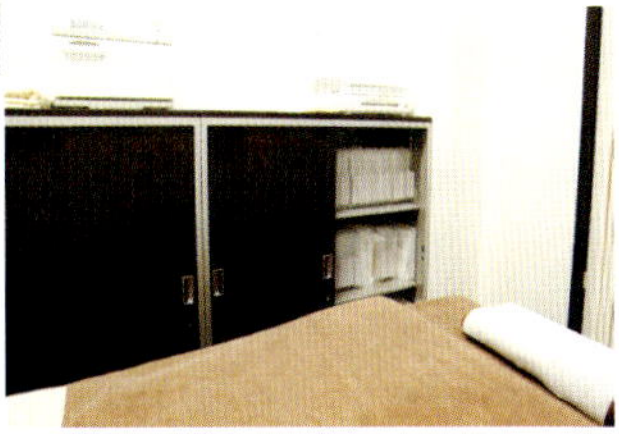

治療室。右手の収納棚にはカルテがすっきり収まっている

う。施術室にはその他に空気清浄機が1台置いてある。待合室も吸気と排気で空気を調節している。ショッピングビルということで、においや煙にはかなり気を使っている。

商業施設内の医療モールということで、気になるのはやはり家賃だ。

「商業施設の中というだけあって家賃は高めです。当院の場合は、医療法人社団健生会とセットで借りたその一角なので、単独で貸出している面積より狭いため、家賃自体は少し安くすんでいます。そうではなく鍼灸院1軒として医療モールの中で借りる場合はそれなりにかかると思います。また最初に内装も自分でやらなければならないので、初期投資はかさみます。私も最初の1年は大丈夫かな、と不安がありました。が、2年目、3年目になってフルでベッドが回るようになって来たので、ほっとしています。最近ではここが手狭になったので、この施設の近くにみなとみらい鍼灸院の2号店を開くことになりました」と院長の木村氏は話す。

医療モールに出店するには、その医療モールを運営している不動産会社にかかってくる。不動産会社でいろんな科を募集しているが、鍼灸を募集していることはまずないため、とにかく、募集があったら聞いてみるとよいだろう。そして医療モールが目指しているコンセプトに合えば、鍼灸院も入れる可能性は

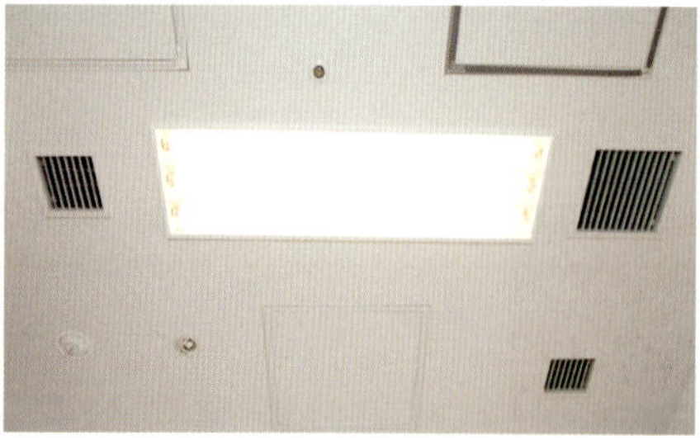

施術室には換気口が３カ所ある

あるという。

■医療施設併設の鍼灸院という形

木村院長は現在28歳。鍼灸学校を卒業後、千葉の治療院で見習い（弟子入り）をし、その後教員養成科に通っていた。医療法人社団健生会の理事長を知り合いの医師に紹介されたのは、そんなときだ。

「私が健生会の理事長と知り合ったのがちょうど５年前です。当時、理事長はこの医療モールに健生会として出店しようかと考えていた時期でした。健生会としては、内科クリニックだけでなく、代替医療を提供できる施設を併設して医療モールへ入ることをコンセプトにしていたので、鍼灸院はちょうどそのコンセプトによくあったのだと思います。また鍼灸師が国家資格であるということも選択ポイントとなったようです。トントン拍子に話が進みました。私も自分への挑戦と思い、やらせてくださいと、理事長に伝えました」

開業当初、医療モール内ということと、安っぽいイメージになってしまうということで、チラシは配らなかったという。それよりもホームページを充実させることに力を入れた。みなとみらい鍼灸院の大半の患者が、治療院の前の通路を通り、前に置いてあるパンフレットを取って、ホームページを見て確認し、それから来院してくるからだ。

みなとみらい鍼灸院のホームページは医療法人社団健生会 みなとみらいケンズクリニックの併設の施設ということで、「メディカルスパみなとみらい」で出てくる。その中の「鍼灸院」という形だ。医療施設併設の鍼灸院なので、鍼灸が初めての患者にとっては安心感があり、来院しやすい環境となっている。実際、患者のほとんどが鍼灸が初めてだという。その８割が女性で、20代から80代までと年齢層も広い。一番多いのは30～40代。

治療費は医療施設の中ということもあり、高くない。治療費が高すぎると限られた人にしか来院してもらえなくなる。逆にあまり安すぎてもよくなく、妥当なところを模索した結果の金額となっているそうだ。

■どんな疾患にも対応できる鍼灸

みなとみらい鍼灸院にはモールの中の他の医療機関の先生からの紹介で来院する患者もいる。木村氏も西洋医学的な検査や診察が必要なときは、患者を診てもらうこともあり、お互いの連携が非常に作りやすいという。

「鍼灸はどんな疾患にも対応できるので、どの科の先生に患者を紹介していただいても対処でき、それが最大の強みになっています。また治療方針を医師と相談できる、ということもメリットです。ですが、その反面、患者さんを紹介いただいても結果を出さなければ信頼してもらえません。中途半端なことをすると、すぐ切られてしまう怖さはあります」と木村氏。医師たちと対等に話せる知識が必要になる。

木村氏が治療の次にこだわっていることは、接偶態度。治療家は相手がいてのものなので、ただ治療すればいいということではないという。みなとみらい鍼灸院では、治療の他に、お出迎え、お茶出し、お見送り等、患者が来院されてから帰るまでが"治療"と考えている。いかに誠意をもって治療するか、その誠意が伝われば、患者は来てくれる。

みなとみらい鍼灸院の２号店はこの6月から稼働する。医療の選択肢のなかに鍼灸治療が当たり前のように選択される世の中になることが木村氏の一番の目標だ。

MEDICAL SPA
みなとみらい鍼灸院

開業：2010年
ホームページ：http://www.medi-spa.jp/minatomirai/
住所：横浜市中区桜木町1-1-7 TOCみなとみらい3F医療モール内
スタッフ数：1人（主のスタッフが５日間、他２日間は西鎌倉院スタッフ２名がそれぞれ担当）
1日の患者数：7～8名
客層：20代～80代
主な患者主訴：内科系、自律神経系疾患、婦人科系疾患（不妊含む）
治療費：一般鍼灸・不妊鍼灸治療6,500円、美容鍼灸3,750円～

MEDICAL SPAみなとみらい鍼灸院院長
木村俊洋 氏

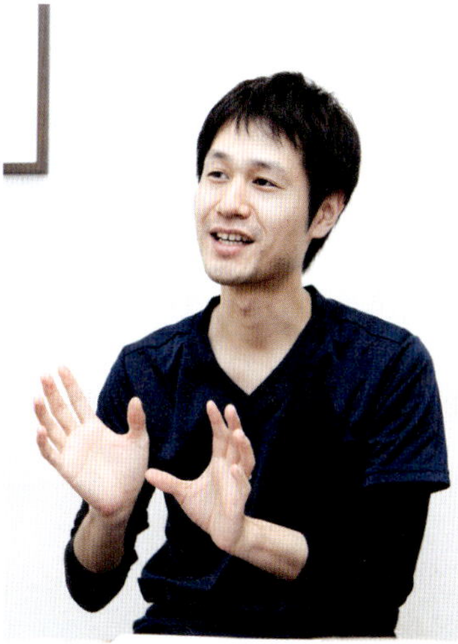

治療院訪問 8

患者との心の交流があれば、ホームページも看板もない鍼灸院でもやっていける

杏鈴堂

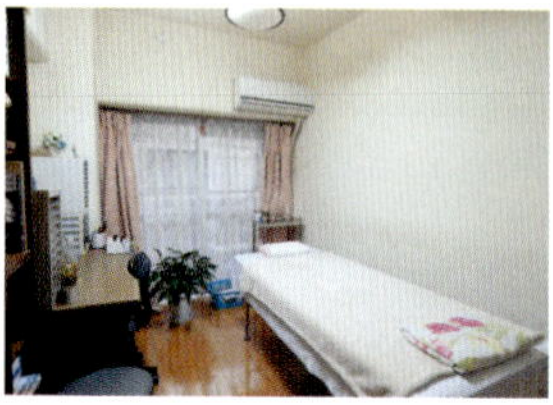

卒業して半年で開業した鈴木由紀子氏。25歳の女性鍼灸師が下町のおじさんおばさん、若い女性、そして大手企業の役員を相手に孤軍奮闘し、あっという間に過ぎた38年。開業当時は女性鍼灸師自体がめずらしいとそれだけで取材を受けることもあったという。
その鈴木氏の治療院"杏鈴堂"について、患者は「予約がなかなかとれない」と口をそろえて話す。ホームページも看板も出していない鈴木氏の治療院"杏鈴堂"の経営の秘訣について、話をうかがった。

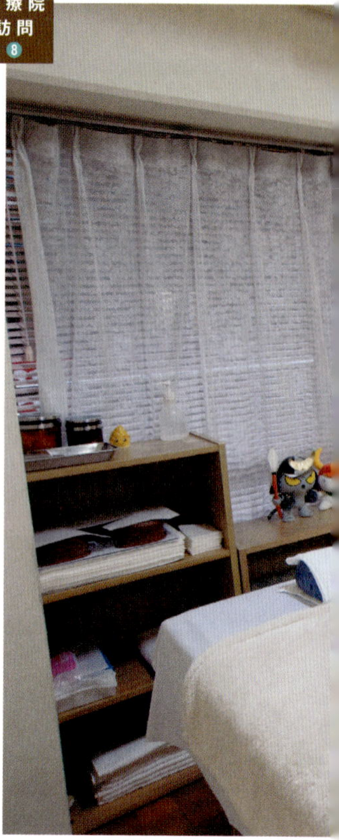

■ 患者が治療院に通うモチベーションが上がる町に開業する

鈴木氏の治療院"杏鈴堂"は東京・文京区根津にある。下町なのにアカデミックで静か、という点がここを選んだ理由だ。

「根津は、"谷根千（やねせん：谷中、根津、千駄木のこと）"と今ブームですが、私がここで開業した頃も今と変わらず、古き良き東京のにおいを残す素敵な町でした。下町の気取らないおじちゃん、おばちゃんがいて、昔からのお豆腐屋さんや骨董品屋さんがあり、少し奥に入ると高級住宅街あり、東大あり、芸大あり、美術館ありのいろんな要素が混ざっている町なんです。根津神社や上野

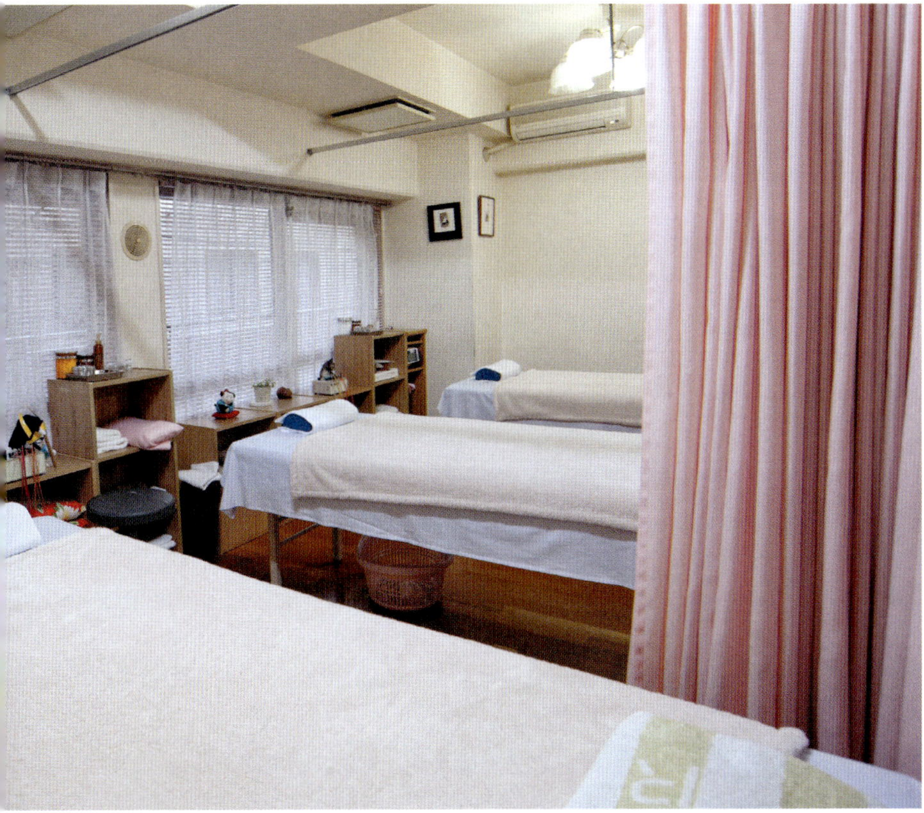

photo：田尻光久

の動物園もありますし、歩いているだけで楽しいところです。ですので、患者さんはうちに通うようになると、この周辺を散歩してから帰るようになり、とても気に入っていただいています。患者さんが治療院に通うことを楽しみにしてもらえる場所に治療院があることは、とても大切ですね」

開業以来、杏鈴堂は年々患者数を増やし、根津周辺を３回引っ越している。現在は根津駅から２分の46坪のマンション。４台のベッドが置かれている。治療院は２階。非常階段とエレベータが目の前にあり、住まいとしてよりも治療院向きの部屋。駅から近く、看板

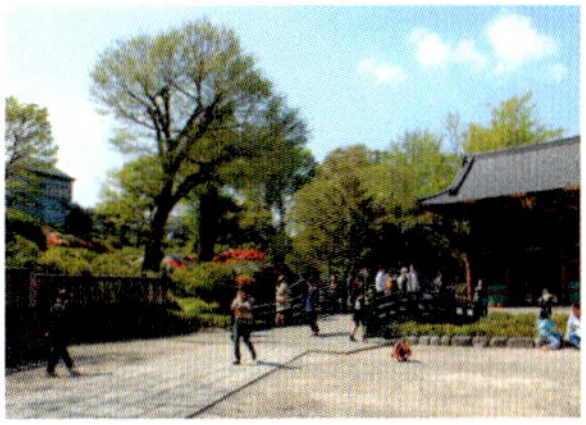

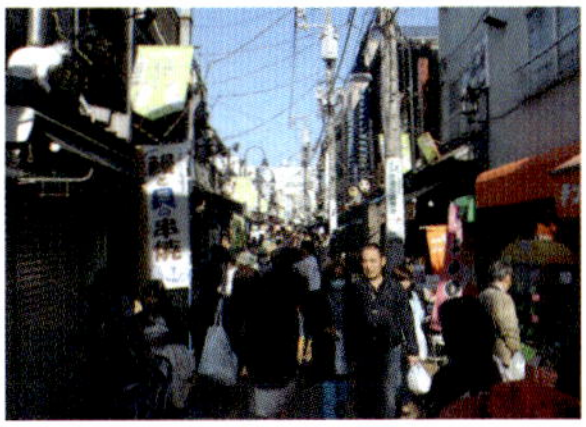

根津の街並み

は出ていないが、場所はとてもわかりやすい。

■ 基本の患者対応をきちんと行う

開業は今から38年前。鈴木氏は25歳で開業した。若い女性が一人で治療院をやっているということが当時とても珍しかったという。来院した患者がみな、「先生はまだですか？」と鈴木氏に尋ねる。「私です」と答えると「大丈夫ですか！？」と。中には帰ってしまった患者もいたという。

「治療はもちろんですが、丁寧で優しく、患者さんがここに来てよかったな、と思わせる心地よい空間をつくってあげることに徹しました。といってもお金があるわけではなかったので、床を貼り替えて、パーテーションをつけて、カーテンをきれいにするぐらいしか内装はできませんでした」

内装にお金がかけられなかった分、鈴木氏は治療と患者対応を徹底した。といっても当たり前のことをきちんとやってきただけと話す。足が冷たかったら足元にタオルをかけてあげる、耳の遠い方には、耳の近くで話してあげる。「これから治療に入りますよ」、「これから10分くらい置鍼をしますよ」といったこれから行う行動や伝えなければいけないことは、きちんと伝える。略語は使わない、早口で話さない、神経質な患者には大きな声では話さない、暑がりな人の毛布は最初から外し、汗とりタオルを敷いてあげる、頸の悪い人の枕の高さや腰の悪い人のクッションの高さ、病態によってどういう体位で寝かせるか、体位変換のときに女性の場合はなるべく肌を露出しないようにしてあげる、といった基本的な気遣いを徹底して行った。

杏鈴堂
鈴木由紀子氏

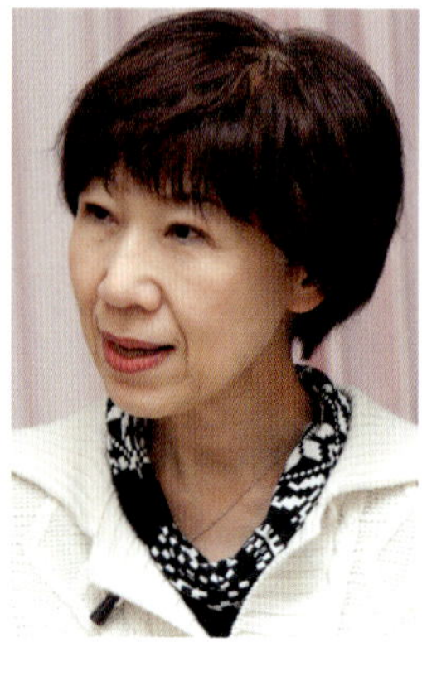

「あとは患者さんの話をよく聞いてあげることです。話を聞いてあげるだけで半分治ってしまう患者さんもいらっしゃいます。開業当時はとても暇だったので一人の患者さんに1時間半くらいかけられましたから、嫁の悪口からこんなことまで話さなくてもいいのにね、という所まで、みなさん話されました。泣いて嫌なことを吐き出して帰られる患者さんも結構いらっしゃいます。患者さんにはあまり立ち入らないほうがいいのですが、共感してあげることは大切です。そしてちょっとだけ、“そうよね。でももしかしたらこういうふうな考えもいいかもしれないわよ”といった感じ

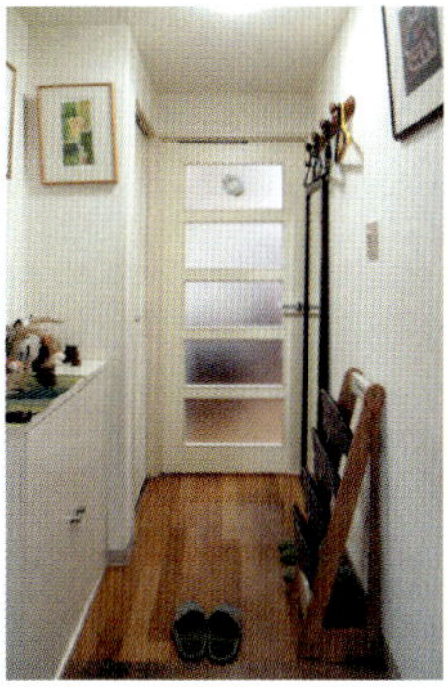

すっきり整理された玄関

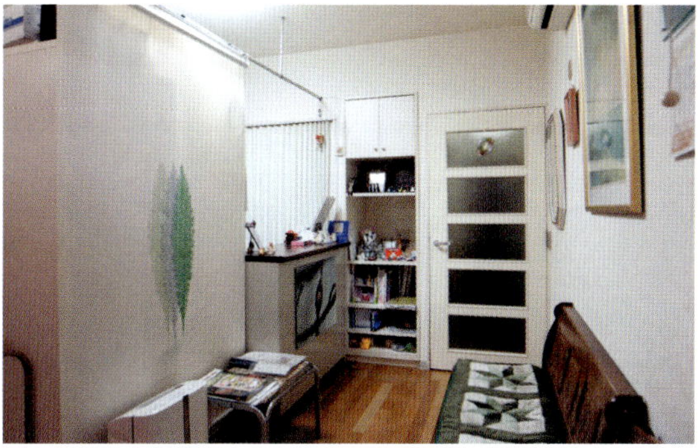

受付。圧迫感を感じさせないようにロールカーテンで仕切られている

で何か一言を言ってあげます」

■ 患者さんとの心の交流がリピートにつながる

杏鈴堂には地元の商店のおじさんから、年配の人、若い女性、大手企業の幹部クラス、そして医者まで、いろんな層の患者が通院している。

鈴木氏は患者によって声や話すトーンを変えているという。話すテンポを相手と同じにしたり、突っ込みを入れたり、患者が気持ちよく話せるような雰囲気にその場をもっていくという。

「私は話をしているその裏にどんな気持ちが潜んでいるのか、どういう気持ちでそれを話しているのか、といった心の中にある思いを読むようにしています。だから通り一遍のことしか話さない患者さんは私にとってやりにくいかもしれませんね。そういう患者さんは、着ている洋服や身につけている物などから連想されることを失礼のないように聞いてみたり、身体観察や脈診から得られた情報を言い当てて関心を引いたりして、ご自分のことを話していただけるように会話を進めていきます。それができると、患者さんとの信頼関係はものすごく強くなります。もちろん治療が主体なのですが、治療に心の交流が加わることによって、"この先生だったら治療を続けてみようかな"という気持ちをもっていただけるようです。"心の交流をどのようにつくれるか"ということが、リピートにつながるのだと思います。信頼関係があると治療効果も高まりますので。"人の気持ちをくむ、人の感情を読む"ということは、結局、どこまで相手のことを思いやれるのか、といったことだと思います」

■ メディアを通して鍼灸のよさを伝える

杏鈴堂は開業してから２年間で患者が急増した。“地元で話題の若い女性の素敵な鍼灸師”ということで、新聞社が取材に来たのだ。それが引き金となって、女性誌から週刊誌まであらゆる雑誌の取材を受けた。テレビにも出た。有名人の治療もした。ベッドが８台、最も多いときで１日に50人の患者さんを診たこともある。スタッフも４名。当時が最盛期だという。

メディアに出ると、そのときだけは電話がずっと鳴りっぱなしになる。それで電話をかけてきた患者さんの予約をとっても、予約が２～３週間先だと、患者さんは予約当日に来ないことが多い。リピート率も少ない。メディアを見て来た患者は10人中３人くらいしか治療が続かないが、そのなかで、大手の企業の中堅どころの人たちが紹介で通院するようになり、現在に至っているという。

「当時、私がメディアに出ていたのは、鍼灸という治療法を世の中の人に伝えたかったからなんです。鍼灸というものがどんなにすばらしい治療であるかをみんなに知ってほしかった。私がメディアに出ることで、鍼灸が広まれば、と思って出ていました」

■ 一生勉強するつもりのない人は鍼灸師として失格

杏鈴堂は予約制だ。患者からの紹介で来院する患者がほとんど。「ここに来れば絶対治るよ」と紹介されてくる。

「地域の開業医の先生が“この辺で鍼治療を受けるならどこがよい？”と患者

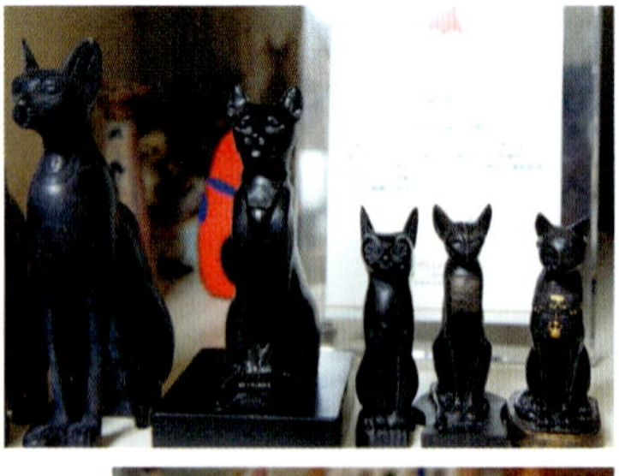

鈴木氏は大の猫好き。治療院のあらゆる所に猫の置物や絵、写真が置かれている

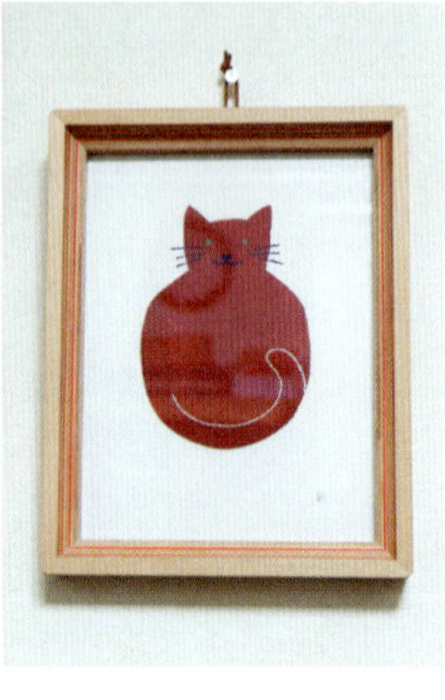

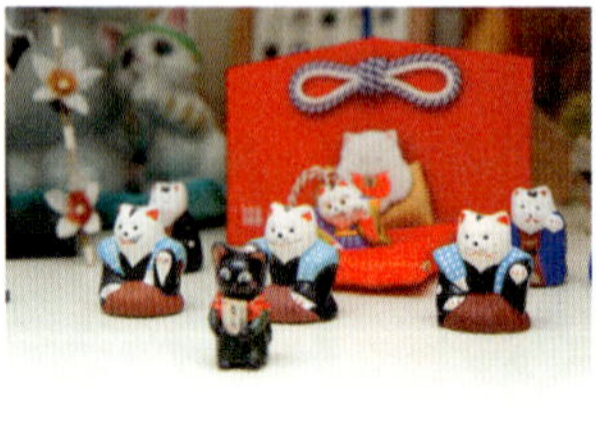

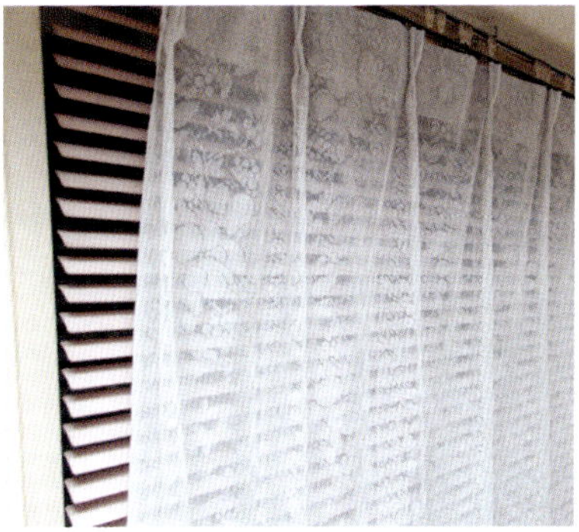

治療室は外から見えないようにブラインドとレースカーテンの２重になっている

杏鈴堂

スタッフ数：常勤２名　時々パート２名
1日の患者数：15～20名
客層：運動器疾患の中高年、肩こり・眼精疲労のOL、不定愁訴の女性、喘息・夜尿症の子供
主な患者主訴：腰痛、変形性膝関節症、頭痛、肩こり、頸椎症、ストレス性疾患、更年期障害、不妊症、アレルギー、三叉神経痛
治療費：5,500円、初診料2,000円

さんに聞いたそうです。そしたらほとんどの方が杏鈴堂と答えてくれたそうです。その医師の妹さんが来院時に教えてくれました。

患者さんの紹介ですと、私たちも安心して治療することができます。開業当初のまだ何もわかっていない頃は看板も出していましたが、現在は女性スタッフだけということもあり、看板も広告も出していません。変な男性に通りすがりで入って来てほしくない、というのがあります。ですからうちの治療院の1番の広告媒体は患者さんなんです。

最近の患者さんは本当にいろんな情報をご存じなので、勉強していないと絶対だめです。この仕事は一生勉強です。カリスマ性を売りにして一躍脚光を浴びても、それだけではいずれ化けの皮が剥がれます。一生勉強するつもりがない人はやめたほうがいいですね。鍼灸臨床はプライマリケアとしての役割がとても大きいので、その自覚を持つことが大切です。また運動療法や生活指導も治療の範疇に入ります。きちんと患者さんに指導することで治療効果も確実に上がります」。

鈴木氏は臨床と研究と教育という３本柱をずっと続けてきている。週に5回臨床、週に1回教員として、そしてその合間を縫っての研究。常に勉強ができる環境に自分を置いている。

「何を聞いても先生は応えてくれる」と、患者は鈴木氏のことを話す。もちろん全部を知っているわけではないのだが、“こういう質問にはどう応えたらいいのか”ということを心得ている。知っていることを伝えた後に「もっと知りたいのなら、こういうもので調べてみたら？　私も調べてみるから」といった返事を返す。必ず、その時その場でなにかをきちんと返せる引き出しの多さ、人間としての層の厚さが、鈴木氏の成功治療院の秘訣と言えるだろう。

ソーシャルメディアを有効に活用しよう！

Twitter　Facebook

株式会社深谷歩事務所
深谷 歩

インターネットは情報を調べるために使うもの。そんな常識が変わりつつあります。その理由がこれから紹介する「ソーシャルメディア」(SNS：ソーシャルネットワークサービスと言われることもあります）です。ソーシャルメディアによって、インターネットは友達や家族、趣味や関心が一致する人々と交流するための場所という側面も持つようになっています。

いまや、多くの人がTwitterやFacebookに代表されるソーシャルメディアを日常的に活用し、親しい人と情報交換をしたり、自分の近況を投稿しています。そしてソーシャルメディアは、一般の人々のためだけではなく、ビジネスでも大いに活用できるということで、すでに多くの企業が運用に取り組み始めています。

ソーシャルメディアは、無料で利用することができます。従来、広告や宣伝をするには多額の費用がかかることから、個人経営の治療院でできることとしては、チラシや電柱広告などに限られていました。しかし、ソーシャルメディアの場合は、大企業と同じ土俵で、自分らしい情報を発信し、注目を集めることができるのです。

代表的なソーシャルメディア

国内で多くの人に利用されているソーシャルメディアを2つ紹介しましょう。

1つ目が「Twitter」(https://twitter.com/)で、国内ではおよそ1500万人が利用していると言われています。Twitterは、140文字で情報を発信する(ツイートする)ことができます。最近は、テレビなどでも番組についてのツイートを表示することがあるので、多くの方がご存知でしょう。

もう1つが「Facebook」(https://www.facebook.com)です。Facebookは、実名登録が義務付けられているサービスで、日本ではおよそ1900万人が利用しています。Facebookの場合は、ビジネスで利用する場合は「Facebookページ」という仕組みを使って、様々な情報を発信することができます。

どちらのソーシャルメディアも、人々が日常的に友達や家族、趣味の合う人達との交流のために使っています。

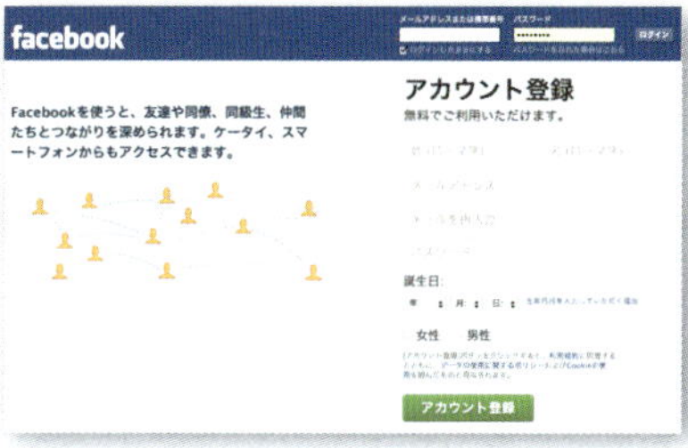

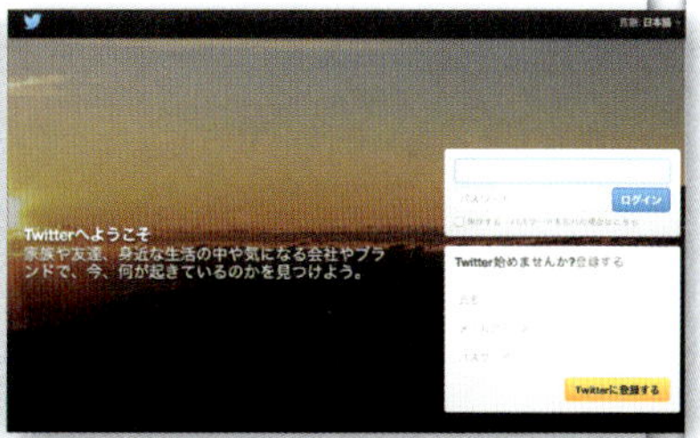
ログイン
Twitterへようこそ
家族や友達、身近な生活の中や気になる会社やブランドで、今、何が起きているのかを見つけよう。
Twitterに登録する

ソーシャルメディアでは継続的に情報を発信する

ソーシャルメディアが「ソーシャル」である理由は、TwitterでもFacebookでも、そのビジネスのアカウントと一般の人達のアカウントがつながりや関係を持てることです。Webサイトの場合、多くの場合一度見に来たら終わりで、中身を更新しても過去に見に来てくれた人にまたその情報を届けることは難しいのが現実です。

ソーシャルメディアの場合は、「つながり」を持てば、その後その相手に対して情報を届けることができるので、長期的に様々な情報を発信すれば、もっと興味を持ってもらうことができるのです。

東洋医学の治療では、一度治療すれば完治！ということはなかなかありません。多くの場合、継続的な治療を重ね、少しずつ体質を改善して、よい状態にしていきます。ソーシャルメディアも少し似ており、一度だけでなく、継続的に情報を伝えていくことで、東洋医学に興味を持ってもらったり、その治療院に相談したい、治療してもらいたいと思ってもらうことができるのです。

誰に向けて発信するのか

さて、ソーシャルメディアを使い始めたら誰に向けて発信するのかを考えてみましょう。治療院に来院する患者様でしょうか。もちろん彼らもターゲットですが、もっともっと広く捉えて、体に不調のある人、対処療法で痛みが続いている人なども想定して、その人たちに役立つ情報を発信するようにしてみてください。

治療院にとって「評判」はとても重要です。評判がよければ、遠方からわざわざ来られる方もいますし、知り合いに紹介してくれる人もいます。ソーシャルメディアで、真摯に情報を発信する中で、これまでは評判を届けられなかった人たちからも信頼してもらうことができるのです。

ソーシャルメディアでは、ある人とつながりができると波及的に他の人にも情報が伝わりやすくなる仕組みがあります。例えば、治療院からの情報を見た人が「参考になる」と思ったら、その情報をさらに自分の友達やつ

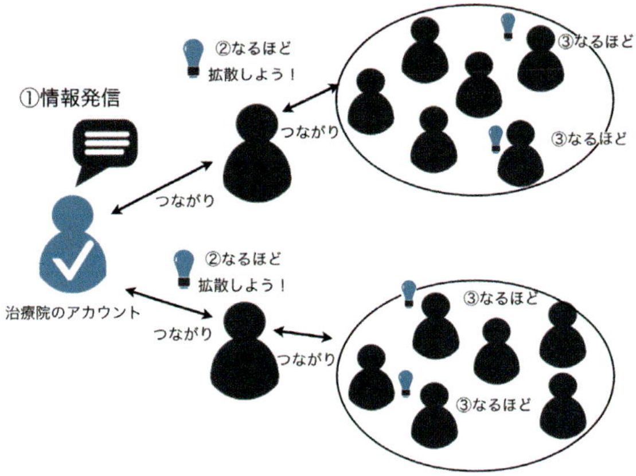

つながりにより情報が波及していくのもSNSの特徴だ

ながっている人たちに広めるということが簡単にできる仕組みが用意されているのです。

治療院として どんな情報を発信できるのか

さて「情報を発信する」というと、少し大げさに聞こえるため、「ソーシャルメディアで継続的に情報を発信するなんて無理！」と思う方もいるかもしれません。

でもそんなことはありません。治療院というのは、日々患者様と接してその患者様の容態を聞いて、アドバイスするものです。まさにそうしたアドバイスは、ソーシャルメディアと非常に相性が良いものです。

例えば、梅雨の時期は、足腰が痛くなる方、過去の骨折などの古傷が痛む方が増えます。この時期に、痛みを和らげるツボや痛みを防ぐ姿勢のアドバイスを発信すれば、痛みに悩む多くの方にとって参考になる情報として受け止められるでしょう。毎年痛みがある人に向けて、「早めに来院してあらかじめ対策しておきましょう」というメッセージも一緒に発信すれば、来院につなげることもできます。

また、年末は腰の痛み、ぎっくり腰で来院される方が増える時期です。理由は、皆さんご存知のように大掃除です。年末の大掃除の時期（あるいはその少し前）に「重いものを運ぶときは注意」という情報を発信すれば、この情報で気をつける方が増えるはずです。もちろん、「いつもと異なる痛みを感じたら、無理をせず早めの治療を」と促すこともできます。

もう１つ、必ず発信したい情報がどんな治療を行っているのかということです。鍼灸などは、若い世代には馴染みのない人も多く、「怖い」「痛そう」というイメージを持たれがちです。来院したら、どういう流れでどんな治療をするのか、治療中に痛みはあるのか、時間や費用はどれくらいかかるのか、ということをわかりやすく紹介することで、治療院に行くというハードルを下げることができるのです。その他、その治療院で使っている器具などを紹介して、近代的な設備（あるいは歴史ある道具）があることを紹介するということもできます。

そして、患者様のお話というのも、ソーシャルメディア上で発信してみましょう。例えば、陸上の選手が膝を痛めて来院、１年間の治療でまた大会に出場するようになった、など患者様が治療院によってどう変わったのかというストーリーも発信してみましょう（あらかじめ、患者様には許可をとっておくとよいでしょう）。

ここで挙げた例はごく一部のもので、その治療院ごとに独自の発信できる情報がたくさんあるはずです。患者様、あるいはスタッフとの日常的な会話の中にヒントが隠れていることが多いので、どんな情報が発信できるか意識してみてください。

ソーシャルメディアを使う上での注意事項

最後にソーシャルメディアを使う上での注意事項を紹介します。ソーシャルメディアでの発信情報は、一度発信してしまったら、完全には削除できないものだと考えてください。

例えば、お客様の個人情報に関わる情報を発信してしまったという重大な失敗はいわずもがなですが、誰かの悪口を書くというような品性を問われるような行為も、それまで築き上げてきた信頼を一瞬で消し去ります。もちろん、その影響はこれまで何年も通っていただいた患者様の印象を変えることにもなりかねません。

ソーシャルメディアを使うにあたっては、常に公の場でスピーカーを使って話をしていることと同じだと考えて、不用意な発言は慎みましょう。また、政治、宗教、主義などに関わる話題は避けたほうが良いでしょう。

まとめ

ソーシャルメディアを治療院がどのように活用できるかということについて、基本的な考え方を紹介しました。具体的な操作方法や運用方法については、インターネットや書籍などで勉強しながら始めてみてください。最初は難しいと感じるかもしれませんが、有効に活用できれば、治療院の可能性を大きく広げることができるでしょう。

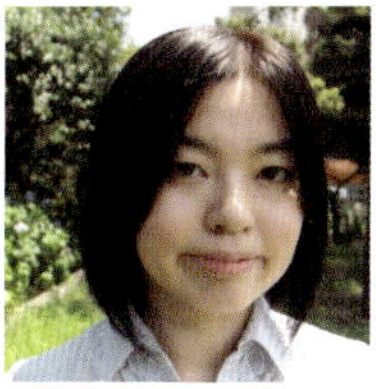

PROFILE

深谷 歩（ふかや・あゆみ）さん

深谷歩事務所代表取締役。ソーシャルメディアやブロクを活用したコンテンツマーケティング支援を行う。Webメディア、書籍、雑誌の執筆に加え、講演活動も行う。著書に『小さな会社のFacebookページ集客・販促ガイド』(2013年6月刊行予定)、『小さな会社のFacebookページ制作・運用ガイド』、『Facebookブランディング』(共著)、『Pinterestビジネス講座』(共著)がある(すべて翔泳社)。父親が都内で40年にわたり、鍼灸治療院を経営している。

施術効果UP大作戦
How to increase the repeater

赤羽式皮内鍼を取り入れてみよう!

昭和の名鍼灸師・赤羽幸兵衛が開発した皮内鍼。皮内鍼とは、長さ約5㎜の鍼を皮下に、水平に刺す特殊鍼法の1つで、現在では様々な治療家が臨床に取り入れている。

ここでは、赤羽幸兵衛が実際に行っていた臨床を再現するべく、知熱感度測定法から皮内鍼の刺入・固定、シーソー法までをイラストで解説。施術効果を上げて、患者獲得につなげよう。

取材協力：清水完治（養命閣鍼灸院、日本赤羽会）
illustration：中根ゆたか

施術に必要なもの

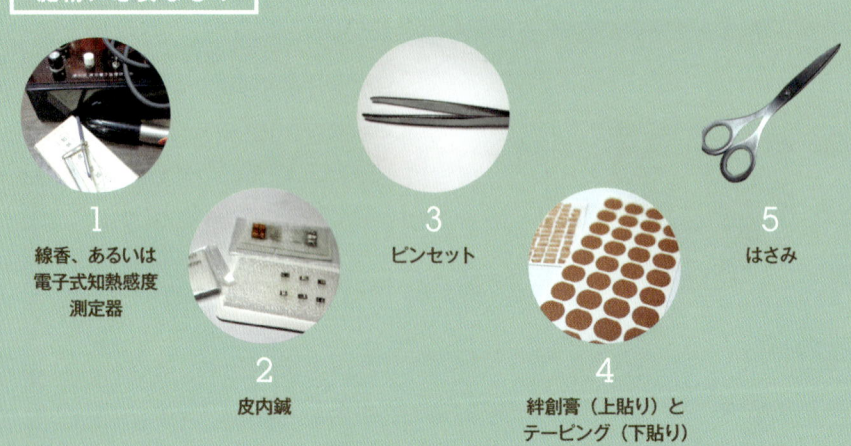

1
線香、あるいは電子式知熱感度測定器

2
皮内鍼

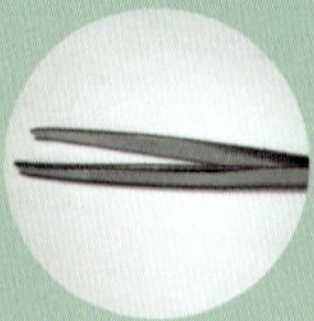

3
ピンセット

4
絆創膏（上貼り）とテーピング（下貼り）

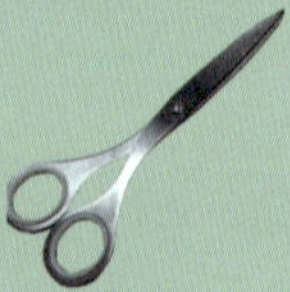

5
はさみ

1

どこが悪いか探してみよう！（知熱感度測定）

知熱感度測定法とは「人間が病気になると皮膚の一部に感覚の異常が起こる」という仮説に基づき、手と足の井穴の熱感に対する左右差を比較。早く感じた方を健側とし、鈍い方を患側とする測定法です。赤羽式では、その測定に基づき、たとえば左より右の関衝（三焦経の井穴）が悪ければ、腰の右の三焦兪に皮内鍼か灸をすえます。

測定には、線香が使用されてきましたが、痕が残る可能性があるので、電子式知熱感度測定器が販売されました。しかし現在、小型で安い測定器が販売されていませんので、温灸器のBANSHIN（株式会社チュウオー）を用いています。

器具を手足の井穴に左から右へ先端を接触させ、2分の1秒の間隔でスイッチを切り、熱さを感じるまでにかかった数を記録し、左右差を診ていきます。

赤羽幸兵衛とは？

1895年、栃木県生まれ。1931年、36歳のときに鍼灸師免許を取得。その後、知熱感度測定法やシーソー法、皮内鍼法などを考案し、鍼灸界に大きなインパクトを与える。群馬県鍼灸師会副会長、日本鍼灸師会監事などを歴任。勲六等単光旭日章受章。1983年に死去。『皮内鍼法』『知熱感度測定法による鍼灸治療法』などの著書が残っている。

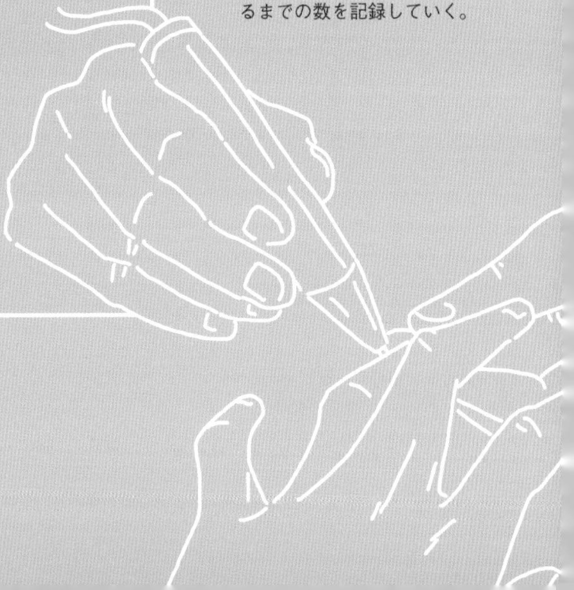

BANSHINを使った知熱感度測定の例

井穴に順番にBANSHINを当てていき、熱感を触知するまでの数を記録していく。

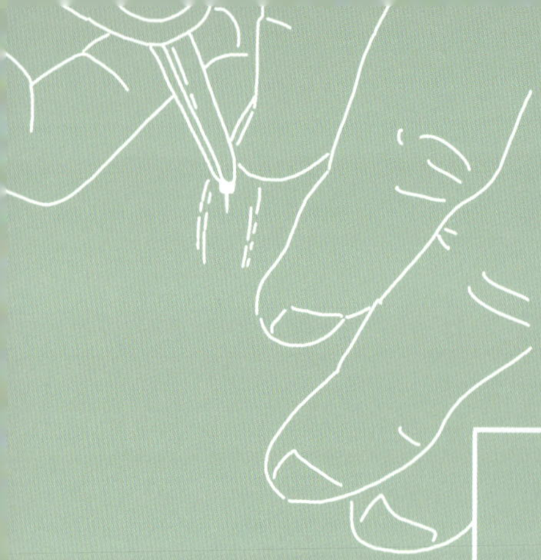

皮内鍼の刺入

まず下貼りと絆創膏と皮内鍼（5㎜）とピンセットを用意し、皮内鍼をしわの寄る方向に平行に沿って刺す。向きはどっちでも良いが、痛い方向を狙って刺す。つまんで皮膚を伸ばし、鍼を動かさず、皮膚のほうを鍼先の方向にずらすように動かして刺すと痛みが出ない。

2

皮内鍼を刺入・固定してみよう！

皮内鍼は長さ５～10㎜、太さ０～２番、鍼先と逆の端に小さい竜頭がある短い鍼です。現在は様々なタイプのものが市販されています。

赤羽式では、知熱感度測定法での診察結果に従い、兪穴に皮内鍼を用います。通常は５㎜の皮内鍼を用いますが、神経痛のように痛みが強い場合には長めの10㎜の皮内鍼を使用します。その場合でも、刺入は半分ぐらい（５㎜）で留めておくのが安全です。皮内鍼の刺入方向は皮膚のしわに平行に刺すのが赤羽式で、特に経絡の走行などは気にしていません。

兪穴ではなく、関連する経絡にそって末梢から灸をすえていく形でもよいでしょう。なお、皮内鍼は５～７日程度固定しておきます。

下貼り

その後、下貼りを貼る。すると鍼が固定されて簡単に取れないので安全である。また、後で上に貼る絆創膏をはがせば、一緒に鍼も取れる。

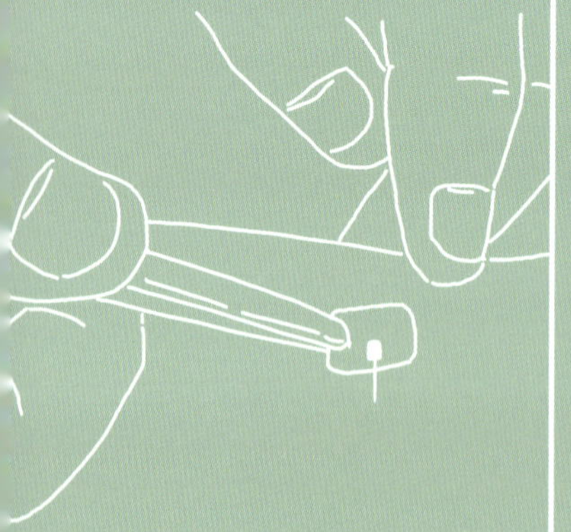

上貼り

下貼りと鍼の両方を隠すように絆創膏を上から貼る。次の来院まで貼っておいてもらい、その時に取る。竜頭のある方向からはがすのがコツ。１週間ぐらい貼っておいても問題はない。痛みがひどい患者は毎日来院するが、その場合は前日と痛みの場所が変わるので、前の皮内鍼を残しておき、新たな場所に皮内鍼を追加していく。

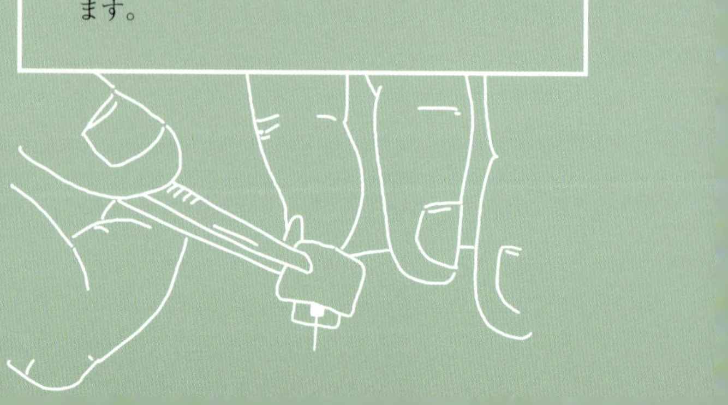

皮内鍼を行っている際の断面のイメージ

刺す方向は斜刺。刺入は皮下までにとどめ、筋肉には入れないように注意する。筋肉に入れると痛みが出る。

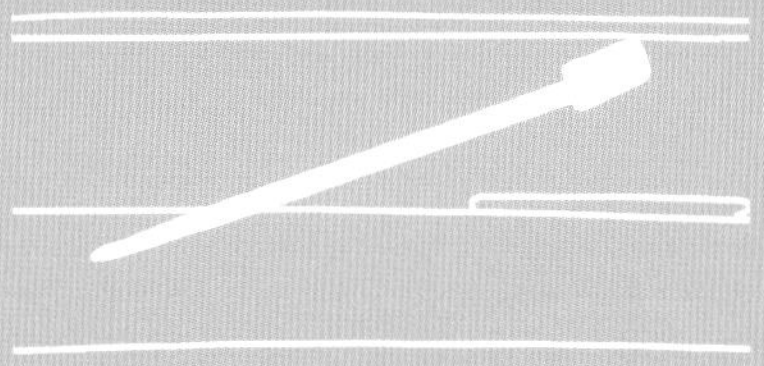

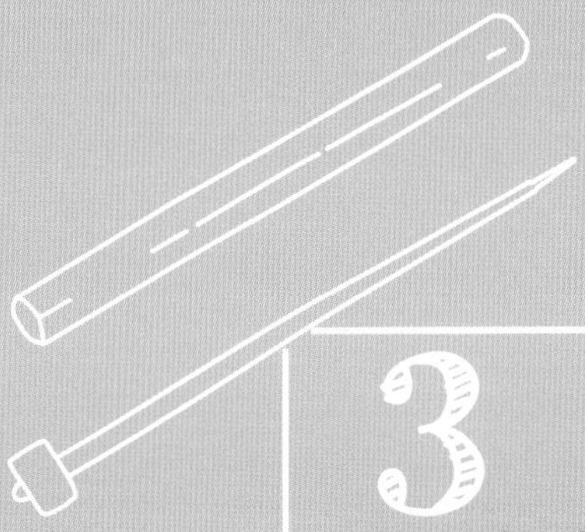

瀉法鍼

赤羽式シーソー法では、皮内鍼を固定したところと反対側に特殊な瀉法鍼を用いる。ただし10番か5番鍼で代用可能。その場合は直刺5㎜で即刺即抜。

3

瀉法鍼で効果を上げる！（シーソー法）

シーソー法とは、怪我をしたり病気をしたりすると、その局所の機能が著しく低下し、対称点である反対側の機能が逆に上昇する現象である。

赤羽式では皮内鍼は補法と考えており、右に皮内鍼を固定したら、左の同じ部位に瀉法鍼を施す（皮内鍼をせず、瀉法鍼のみで治療することもある）。

参考文献

1）『近代鍼灸界を支える人々』（有限会社村松，1993年）
2）鈴木信，清水完治，他.『役立つ使える鍼灸鍼法』（医道の日本社，2006年）

施術効果UP大作戦

How to increase the repeater

パンフレットで簡単、安心！
自宅施灸のススメ

「お灸女子」という言葉に代表されるように、灸がにわかに注目を集めている。自宅施灸は患者の健康意識を高め、治療効果を上げるメリットに加え、施術者がその指導をすることによって、治療院のリピーターとなってくれる可能性を秘めている究極のコミュニケーションツールである。

ここでは、自宅施灸のパンフレットをつくり、患者への自宅施灸を合理的に実施している松浦英世氏へのインタビューとともに、具体的な実践方法を紹介する。

取材協力：松浦英世（松浦鍼灸大学堂院長、関西運動器障害研究会会長）
illustration：中根ゆたか

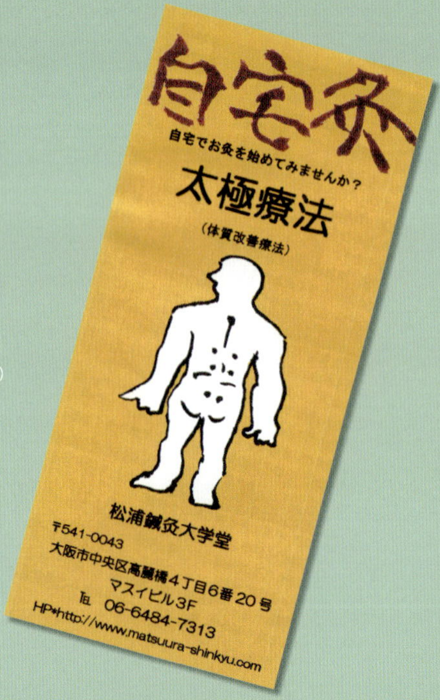

松浦鍼灸大学堂で配布されている自宅灸のパンフレット

Interview

── 先生は自宅施灸を推奨されていますが、どういう効果がありますか。

松浦　以前から、一般の成人患者さんに対しては澤田健先生の考え方、つまり太極療法をベースにした施灸を治療院でも行っていました。しかし、治療はそれほど安価ではないですから、患者さんは頻繁に来院できません。本来、太極療法は毎週治療して体質改善をするものですが、やはり患者さんは２週間や月に１回とか、状態が悪い時にしか来院しないものなんですよ。治療院ではもぐさをひねって灸をしますが、今はカマヤミニやせんねん灸など便利なものがたくさん出ています。ああいうものを上手に使ったら患者さんにもいいのではないかと思って、太極療法の考え方、ツボの位置、注意点を書いた説明用のパンフレットを患者さんに渡しています。

── 患者さんはどこに灸を行えばいいのでしょうか。

松浦　パンフレットには太極療法で使われるツボの部位と主治と解説が載っています。治療院では太極療法をやっていますが、自宅では治療院と同じ経穴の数を施灸するのは無理があります。ましてや売られている台座灸は１つ１つの持続時間長いので、我々の３壮から５壮が台座灸１つ分に該当すると考えています。いろいろ考えた末、手足に１、２カ所、腹部に１、２カ所、背中は自分ではできないで

松浦英世（まつうら・ひでよ）
1952年、大阪生まれ。佛眼鍼灸理療学校卒業後、和田鍼灸大学堂にて和田清吉氏に師事。1976年、松浦鍼灸大学堂を開業。関西医療学園専門学校非常勤講師、サントリー男子バレーボールチーム専属トレーナーなどを歴任。現在、松浦鍼灸大学堂院長、関西運動器障害研究会（KATA）会長、関西医療大学客員教授。

松浦鍼灸大学堂では前頁で紹介したパンフレットに加え、希望する患者に対しては台座灸を小分けにして販売している。現在では、患者がネットや薬局で購入することも可能だが、購入する患者も多いという。

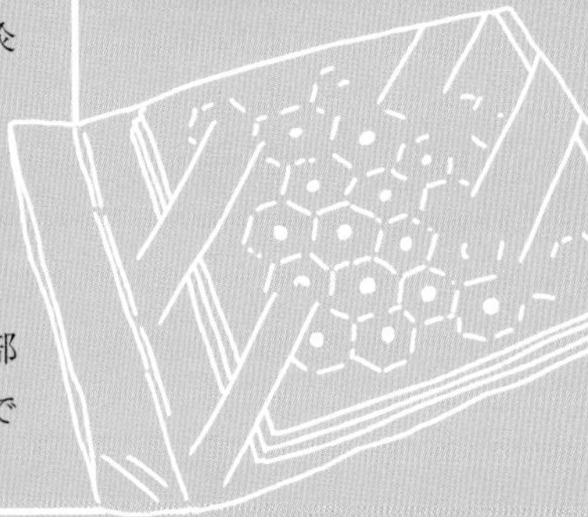

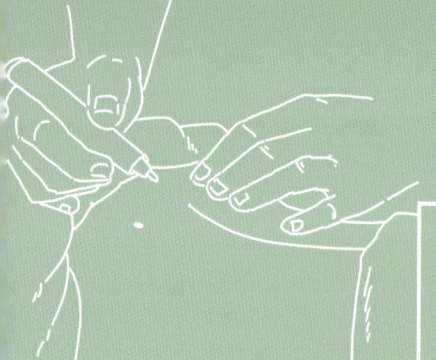

希望する患者への指導はベッドサイドで行う。患者の許可を得て、油性のマジックで灸点を下す。あまり細かい経穴の位置を気にするより、気楽な感じで勧めるのが長続きの秘訣。

台座灸を使って指導することもある。刺激が過剰だったり、体質によっては化膿したりするので、治療院での治療の際に患者の感受性を確認しておくことが大事。その場合は、弱い台座灸を渡してあげたり、ツボの数を減らすなどして刺激量を調整する。

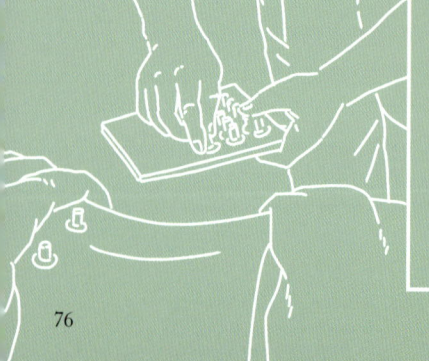

すが、適宜やってもらうというスタイルで、その患者さんに必要なツボをパンフレットに記してお渡しするようにしています。

―― パンフレットの最後に、その患者さんに必要なツボが書き込めるスペース（空欄）がありますね。

松浦　そうですね。空欄には太極療法以外で、その患者さんに特有の追加穴などを書いてお知らせすることもありますね。

―― 自宅での施灸頻度はどれぐらいを勧めているのですか。

松浦　だいたい週に２回から３回がベストだと考えています。毎日は必要ありません。自宅という環境だと施術者が監視できないため、刺激が過剰になるのを防ぐ意味もありますが、スポーツ選手のトレーニングと同じで、毎日同じトレーニングしていたってだめなんですよ。人間の体は慣れも起こりますので。患者さんにとって無理のないようにお願いしています。

―― どういう患者さんに自宅施灸を勧めているのですか。

松浦　基本は患者さんがやりたいと言ったときに勧めています。本人のモチベーションが大事なので、あまりこちらから勧めることはありません。ただ内科疾患や月経異常、肝臓疾患などの体質改善が必要なときに、患者さんに勧めることはあります。
　自宅施灸後は、月に1、2回、治療を兼ねて来院してもらって、灸点が正しいかなどを確認していただくと良いでしょう。

―― 自宅施灸を勧める試みを行われて、良かったことはありますか。

松浦　患者さんに灸への理解が深まったと感じています。痛みを取るのは鍼のほうがいいかもしれませんが、体質改善や免疫力、自然治癒力を上げるには、灸が最適です。
　何より、灸を行うことで、患者さん自身が治療に積極的に取り込み、自分の健康を意識するようになったことが一番大きいと思います。

―― これから開業する方や、自宅施灸を積極的に取り入れようとしている方にメッセージをお願いします。

松浦　いつも学生に伝えているのですが、今の鍼灸院で行われる施術は、鍼は多いけど、灸は少ないです。澤田健先生と間中喜雄先生の本なども灸の話が多いですし、私の恩師の和田清吉先生の教えでもありますが、私は灸をしてこその鍼灸治療だと思っています。ぜひお灸に積極的に取り組んでほしいと思います。

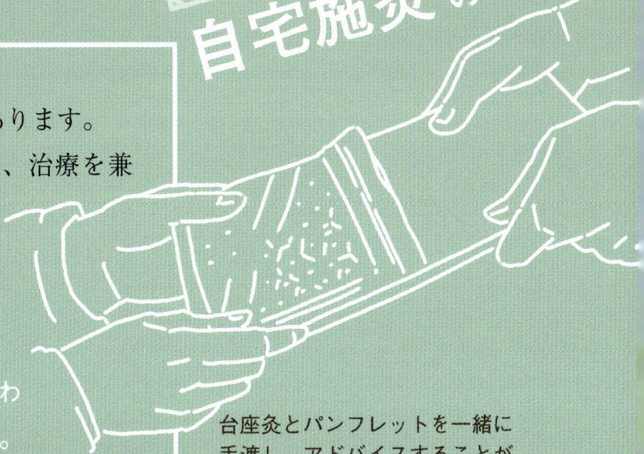

台座灸とパンフレットを一緒に手渡し、アドバイスすることが、良いコミュニケーションになっている。

「太極療法は澤田健先生や、恩師の和田清吉先生の教えに従って行っていましたが、今は食べるものも生活様式も異なるので、自分なりにアレンジして応用することも重要です！」と松浦院長。

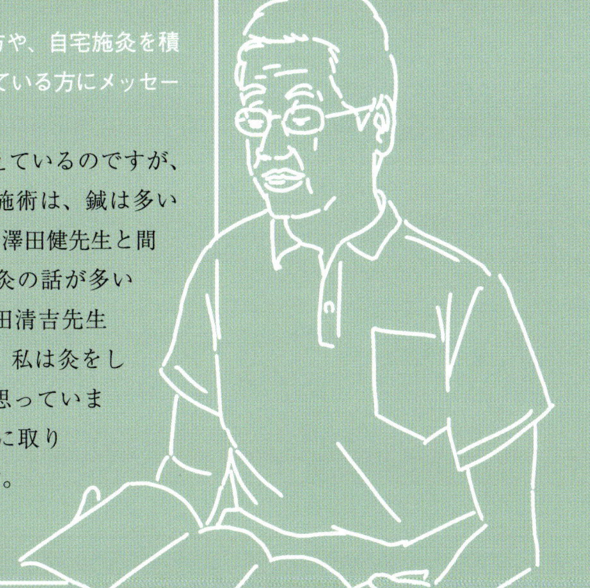

HOW DO YOU CHOOSE

［コラム］

空気清浄機をどう選ぶか？

column

今や治療院内では必須アイテムとなっている空気清浄機。脱臭に強い機種、加湿もできる機種、高圧放電を行うことにより室内にプラズマ放電する機種、空気中の水分から微粒子イオンを生み出す機種など様々だが、病院のクリーンルームで使われているのは、HEPAフィルター装着空気清浄機だ。

HEPAとは、High Efficiency Particulate Air Filterの略で、粒径が0.3 μm（マイクロメートル）の粒子に対して99.97％以上の粒子捕集率を持つとされる。

花粉の粒子は、20～30 μm。インフルエンザウイルスなどは、0.1 μm程度の大きさ（通常ウイルスが外に出るときは唾液などの飛沫とともに飛散する。飛沫の大きさは5 μm）。そのため、HEPAフィルター装着空気清浄機はカビの胞子や花粉、インフルエンザなどの対策に最も効果的だとされている。

病院の環境衛生向上のために活動している、病院環境管理研究会の奥田舜治氏（北里環境科学センター顧問）は、「殺菌作用が強ければ人に対しても有害に作用することからプラズマ放電による殺菌は、メーカーが誇示するほど強くはなく人体に対しても実害は少ないのではないかと推測しているのですが、あまりにも宣伝が強烈なため、間違った認識を正したいと考えています。HEPAフィルターを使っている製品は、十分に除菌性能を確保していますし、現在問題となっているPM2.5（2.5 μm以下の微小粒子状物質）対策にも効果的です」と述べている。

治療院では院内環境を整える予算は限られている。灸を多用する治療院では、空気清浄機より、もぐさの排煙に気を使うほうが重要なこともある。機能よりも、価格やデザインで空気清浄機を選ぶのも、経営者としては判断の1つだ。

つまり、大事なことは、空気清浄機を設置している場合は、患者から見える位置に置いてアピールし、空気清浄機に限らず、室温の管理など、患者が心地良い空間を提供することだと言えるだろう。（文・編集部）

参考資料

1）新型インフルエンザ流行時の日常生活におけるマスク使用の考え方．厚生労働省新型インフルエンザ専門家会議平成20年9月22日資料

2）高性能の空中浮遊インフルエンザウイルス不活化を謳う市販各種電気製品の性能評価 短報．西村秀一．感染症学会雑誌 2011；85（5）

THE AIR CLEANER?

+15 min

technique

15分プラスすれば
喜ばれるテクニック

患者の満足度を上げるためにも、
治療の手段としても、鍼灸治療の他に
ちょっとした手技テクニックを
たくさん知っているに越したことはない。
ここでは、鍼灸治療と併用することで
相乗効果が上がる「タッピングタッチ」、
「過労性構造体医学」、「かっさ療法」、
「ヘッドマッサージ」の
4つのテクニックを紹介する。

取材・文（タッピングタッチを除く）：編集部
写 真（タッピングタッチを除く）：田尻光久
illustration：松井正晴

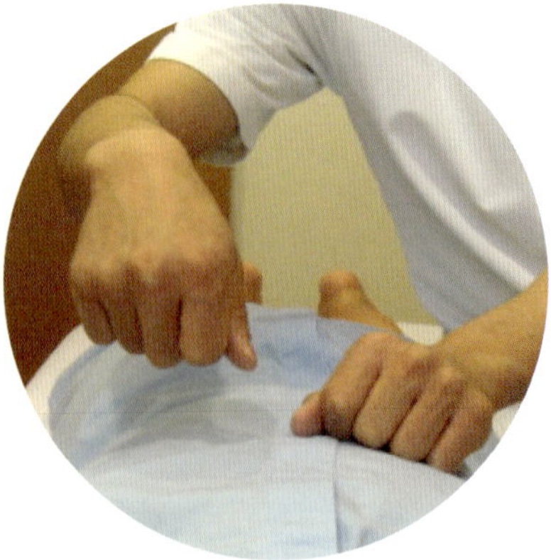

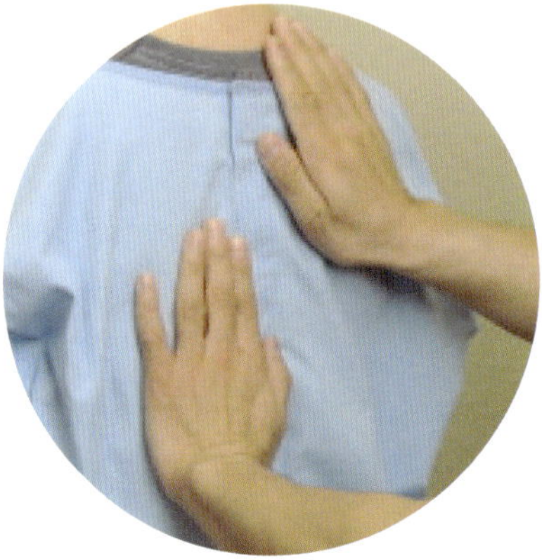

タッピングタッチ

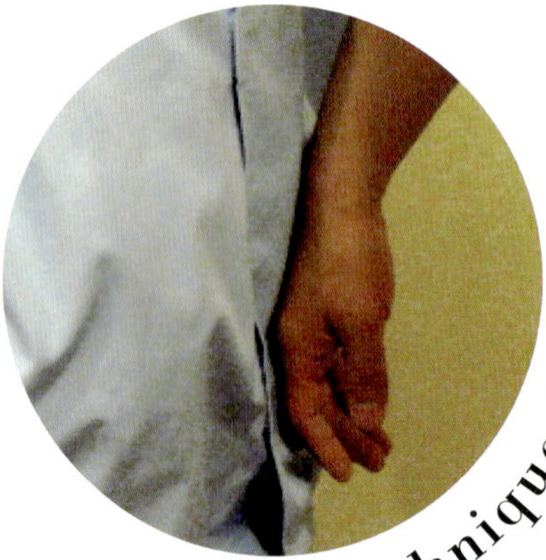

technique: 1

タッピングタッチとは手の指腹や手掌、手背などを使い、左右交互に軽く弾ませるようにタッチしたり、手でそっと包み込み、添えたりするシンプルで優しいホリスティックな手法です。乳児から高齢者まで幅広く行うことができ、災害時などのボランティアとしても役立ちます。

金沢おおとも治療院

金子吉秋

タッピングタッチについて

タッピングタッチは、不安や緊張感を軽減し、肯定的感情を高め、スキンシップ効果により信頼感が深まります。臨床面では心理、教育、医療、看護、福祉の各専門分野などで、終末期緩和ケア、うつ的症状、トラウマ、神経症、心身症や心因的な小児夜尿症などの症状に対して直接または補助的な効果が確認されています。

タッピングタッチの基礎研究においては、神経生理学的作用で副交感神経、脳α波の活性、セロトニン神経活性化の指標（５－ＨＴ濃度）増加が認められています。元気ホルモンとも言われるセロトニンが増加することで、ネガティブな心理的感情や痛みなどの軽減効果が期待できます。タッピングタッチは特殊な技術を必要としないので、どなたにも簡単に行え、患者さんへのエンパワメント（元気づけ）に繋がります。以下のような時に行うと患者さんにとても喜んでいただけます。

・疼痛や不定愁訴の原因が心理的要因の高い患者に特に効果（援助）がある。

・癌など終末期の疼痛やうつ的症状で鍼灸を受療している患者への補助的ケアに最適。

・高齢の患者などの社会的疎外感や孤独感を心理的に軽減。

・ストレスが原因の睡眠障害の患者など、自律神経のバランス調整を図る。

・鍼灸治療の治療前後に行うと、相乗効果を発揮する。鍼灸を初めて体験する患者で、身体が緊張している場合には、特に有効。

・怖がって泣く小児などの治療前、治療後に行うと気持ちが安定する（両親にもタッチをしてもらう）。

・患者とのコミュニケーションが充実することによって、信頼関係が築け、患者と治療家のお互いがリラックスできる。

・競技前や競技後などスポーツ選手の心因的な身体の緊張緩和に役立つ。

準備するもの

ゆったりとした音楽。

■ タッチのバリエーション　6種類

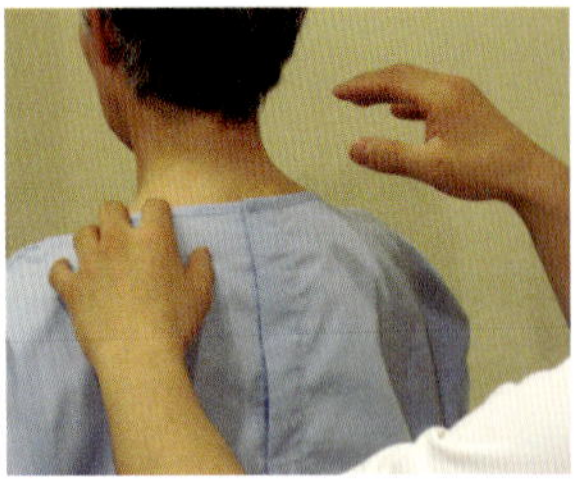

❶タッピング

手指を軽く曲げ、指腹を使って左右交互に軽く弾ませるようにタッチする。全身に行うことができる。

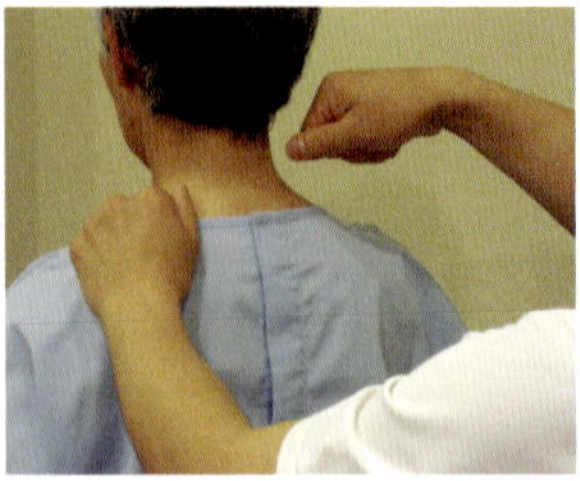

❷猫の足踏み

手を軽く握り丸めて、左右交互に猫が静かに足踏みするようにタッチする。肩上部は座位で、背部、殿部などには腹臥位で行う。

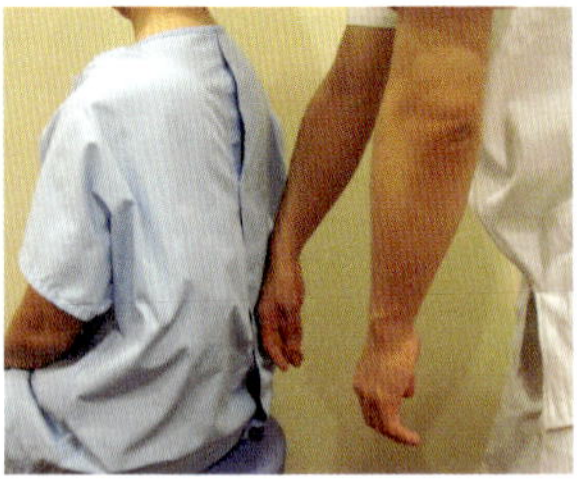

❸象の鼻

上体を少し前傾し、肩の力を抜き、象の鼻のようにして両上肢をぶら下げ、左右交互に振り子のように手背を腰などにポンポンと軽くあてタッチする。主に腰部は座位で行う。

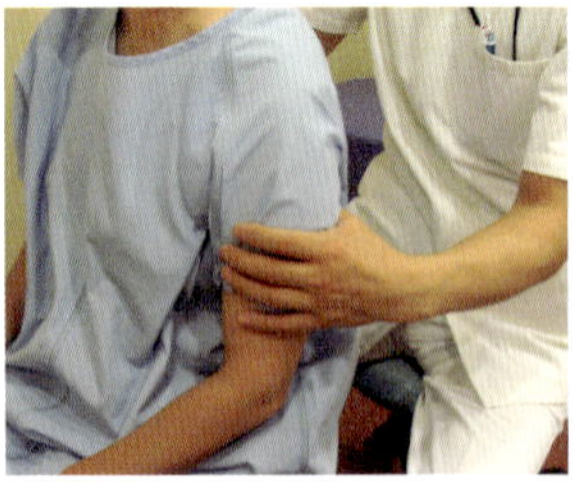

❹コアラ（コアラ木登り）

左右交互にソフトに軽く包むように把握する。主に四肢に用いる。

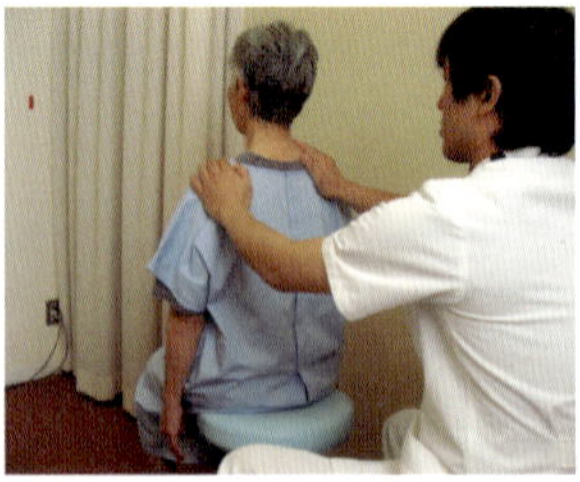

❺ソフトタッチ

手を軟らかく開き、手掌全体がピタッと密着するようにあてながら左右交互にタッチする。肩などのカーブのあるところは沿うように手を使う。全身に用いることができる。

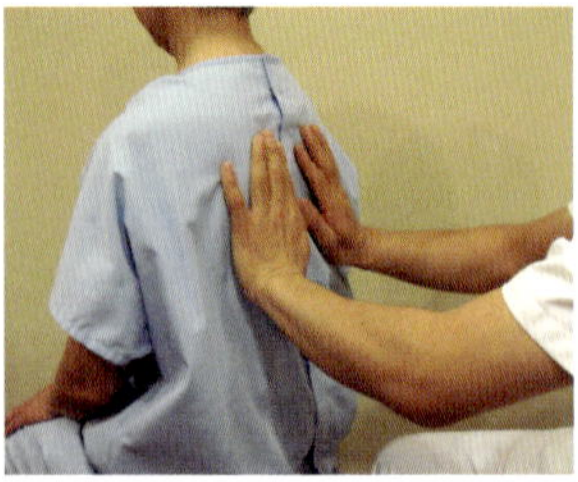

❻手を添える

タッチの開始前や終了時で静かに相手の背中に両手を添える。

施術のポイント

★体幹は正中で左右に分け、四肢は左右の上肢、下肢で分ける。

★1～2秒に1回ずつくらいのゆったりしたリズムで、必ず左右交互にタッチする。開始と終了時のバリエーション6の「手を添える」以外は、途中で手の動きは止まらない。

★タッチの最中は術者からの難しい会話は控える。頑張り過ぎず和やかに行うこと。

★衣服の上から行ってもよい。全身に行えるが、頸部や頭部、その他に敏感な個所はタッチの前に一声かけ相手の同意を得ること。行う前には簡単に説明する。

★患者との時間の共感や一体感を大切にし、傾聴的な姿勢で相手を受容すること。

禁忌事項

★抵抗を感じている相手には無理に行わない。

★マッサージのように揉んだり、押したり、強く叩いたりしない。

★妄想や幻覚などがある方など、重い精神疾患の方には行わない。

施術の仕方　基本形の手順（全体で約15分、鍼灸治療と併用なら5～10分程度でもよい）

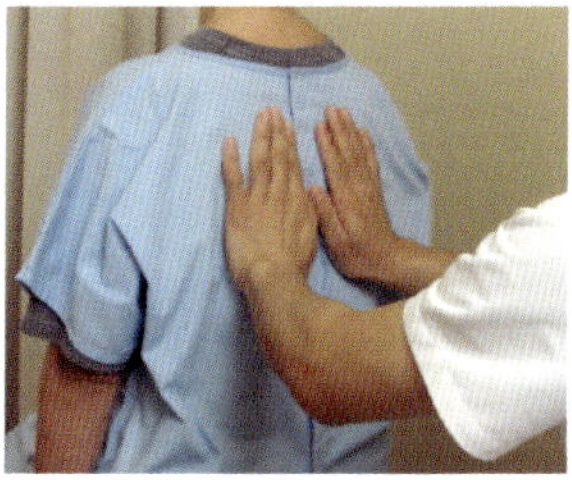

1

まず相手の後ろに座り（立ってもよい）、最初に正中を挟んで肩甲骨の内側に軽くバリエーション❻の「手を添える」を行う。開始の合図といった感じで柔らかく添える。

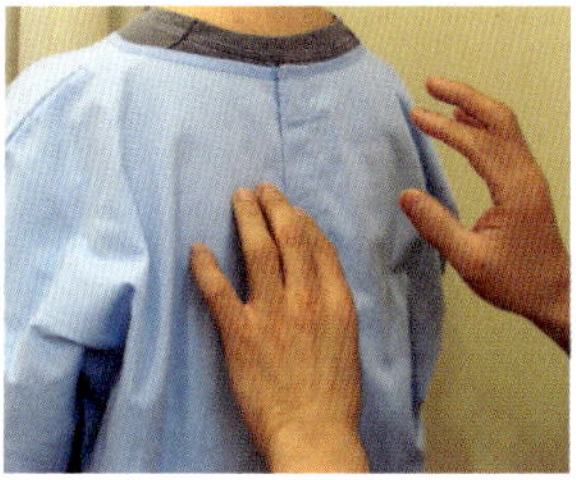

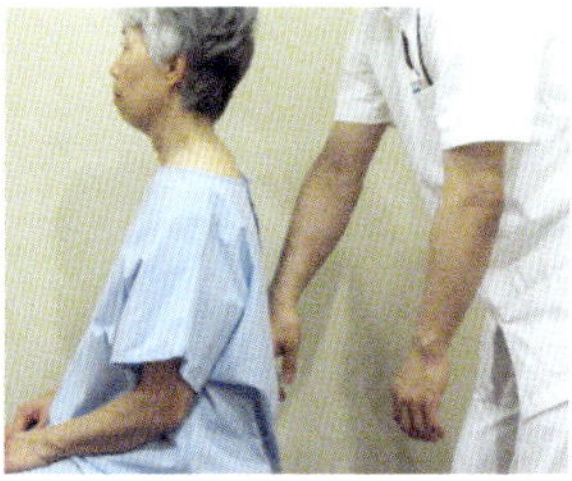

2

手を添えたあたりから左右交互にバリエーション❶の「タッピング」を行う（写真左）。正中を挟んで肩甲骨内側から少しずつ腰までおりていく。次に立ち上がって腰部をバリエーション❸の「象の鼻」でポンポンとタッチする（写真右）。

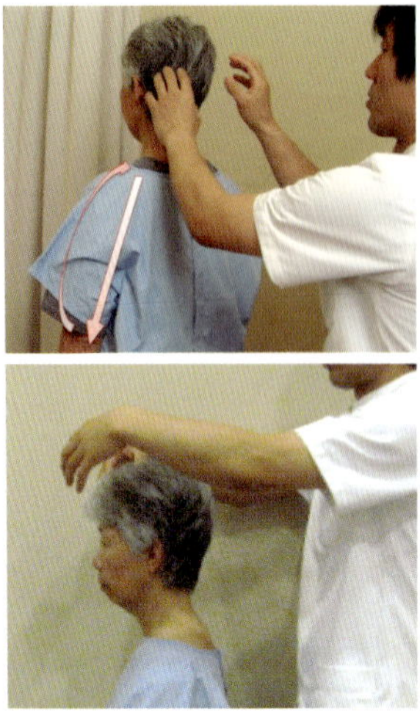

▲
3

腰が終わったら、左右交互に肩上部から両上肢（肘部ぐらいまで）「❶タッピング」を行う（写真上）。
肩上部から頸部、頭部に上がりこめかみまで行い（写真下）、「❶タッピング」で同じ順路を肩上部まで戻る。

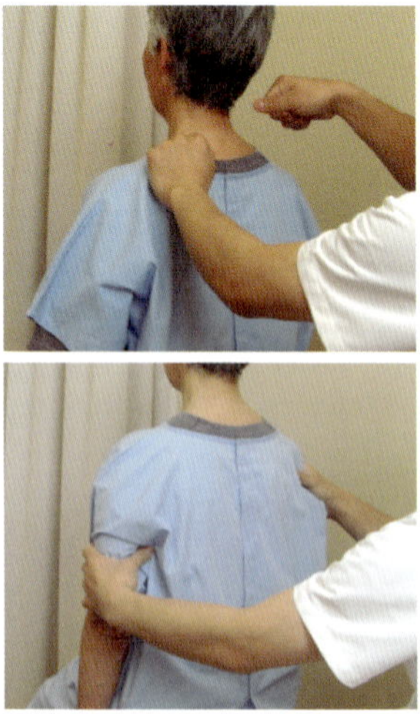

▲
4

肩上部で「❷猫の足踏みをする」（写真上）。
次に「❹コアラ」で両上肢を左右交互に中枢から末梢へと軽く把握し下り、（肘部ぐらいまで）同順路を戻り肩上部へ（写真下）。

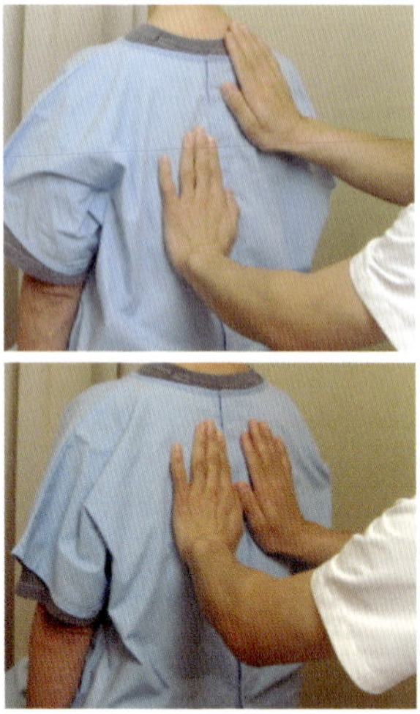

▲
5

手を広げ、「❺ソフトタッチ」で肩上部や背部などへ左右交互にタッチする（写真上）。
最初に添えた位置で（写真下）両手を優しく添える。
最後に背部や両上肢を軽く擦って終了（撫で下ろすように擦る）。

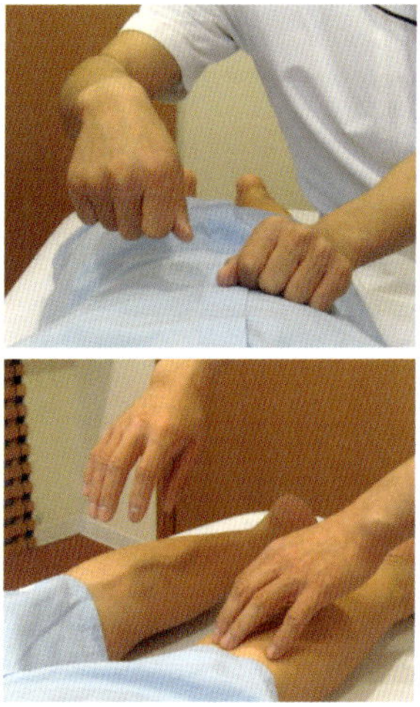

▲

6

座位だけではなく、腹臥位などあらゆるポジションでも行うことができる。

ここでは基本形を紹介したが、患者の症状や希望に応じてポジションを決めてもよい。終了前に特に心地良かった部位や手のバリエーションの形を聞き、リクエストの部位をもう少しだけ（1～2分程度）タッチを加えてから、「❻手を添えて」を行い、終了する。

引用文献・参考図書

1）タッピングタッチ小冊子．2011
2）有田秀穂・中川一郎 共著．セロトニン健康法．講談社＋α新書．

この施術を紹介してくれたのは･･･

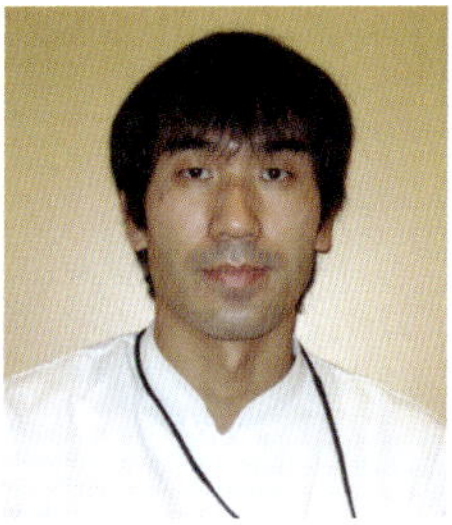

金沢おおとも治療院

金子 吉秋 氏

（かねこ よしあき）

1970年　石川県生まれ　金沢市在住
1992年　神奈川衛生学園専門学校 鍼灸マッサージ科卒業
2003年　北信越柔整専門学校 柔整科卒業。卒後、治療院、整骨院にて勤務
2006年～　（財）東洋医学臨床研究所付設 鍼灸整復治療室理事
2013年　金沢おおとも治療院開設

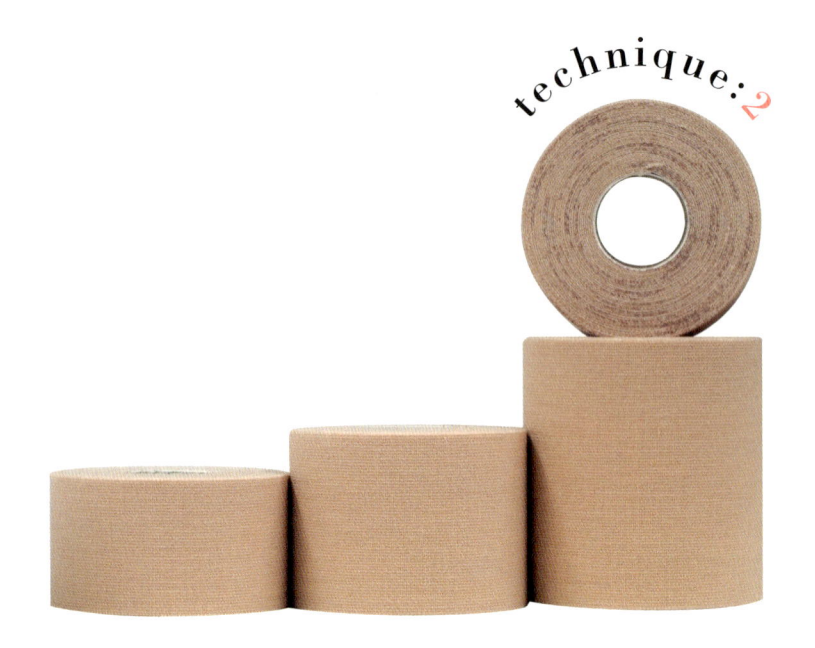

technique:2

過労性
構造体医学

大地の上で生活を送っている私たちにとって重力はなくてはならないものです。私たちは重力のおかげで姿勢を保ち、立ち歩くことができます。その重力とのバランスを１番コントロールしている部位が、足裏です。過労性構造体医学は重力とのバランスに重点をおいた新しい理論です。

木場中央はり灸整骨院
富岡啓留

過労性構造体医学の施術法について

人の身体を動く建物と考えると、土台である足裏がきちんと機能していない場合はその上にある骨格を歪めて頭を支えようとします（安定機能）。正しい足裏であれば、足裏が衝撃とねじれを吸収（免震機能）し、歩行とともに柔軟性や運動能力を高めてくれます（運動機能）。足の異常による機能低下は、痛みや不調・病気を発生させてしまいます。自然治癒力を最大限に発揮させる技術である過労性構造体医学の固定学は、テーピングやテーピング機能が編み込まれた靴下等を使って足裏のバランスを整え、正しい歩行を促し、人体と重力とのバランスを整える施術法です。

最初は週に2回、テーピングで足部を固定し、最低でも3日間はテーピングを外さず、固定しておきます。入浴中もこの期間はテープをできるだけ濡らさないように努めましょう。横アーチが形成された状態になってきたら、2週間に1回、そして月に1回と間隔を延ばしていきます。人によって3カ月で修正される人もいますし、1年かかる人もいます。途中でやめてしまうとまた壊れていきます。

準備するもの

足裏バランス測定装置 Foot Lookシステムセット（株式会社フットルック）

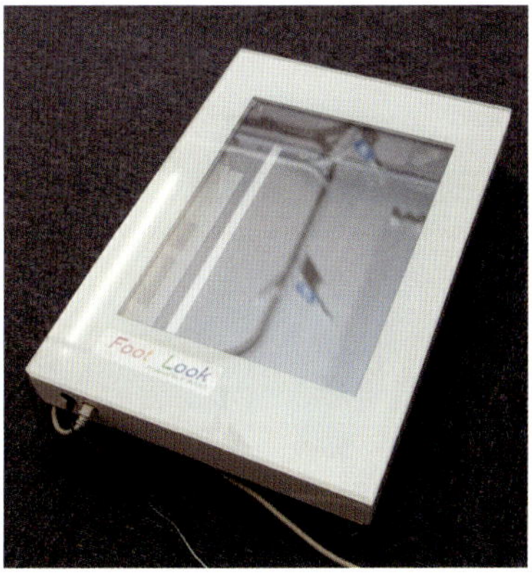

テーピング

テープの寸法は女性サイズの基本となっている（小児や男性には1～2cmの変更あり）。テープ①（横5cm 縦23cm）、3本に分かれたテープ②（横5cm 縦15cm）、2本に分かれたテープ③（横2cm+3cm 縦9cm）、台形の形のテープ④（横5cm 縦20cm）、テープ⑤⑥（横5cm 縦23cm）。

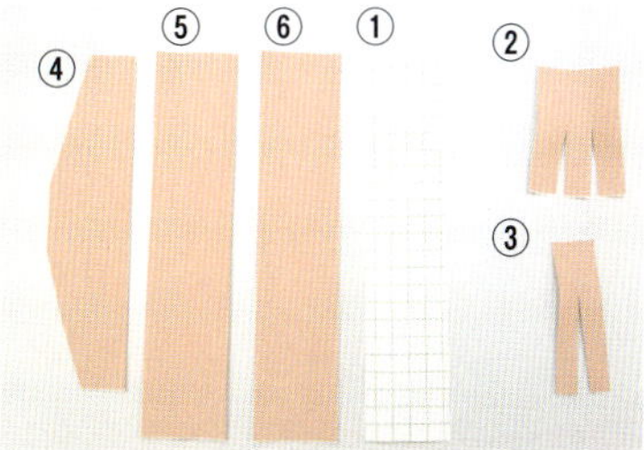

施術のポイント

★安定機能（構造医学）である骨格・姿勢のバランスを整える。

★免震機能（過労医学）である過剰な衝撃波とねじれ波を吸収・無害化する。

★運動機能（環境医学）である柔軟性や運動能力・調整能力・俊敏性を整える。

禁忌事項

禁忌事項はないが、特定疾患や足へバーデン、リウマチなどは注意する必要があることを念頭に置く。

テーピング実施後の注意点

★テープは“3日貼って1日皮膚を休ませ、再び3日貼る”のが基本です。

★お風呂はテーピングをしたまま入り、初日はなるべく水に濡れないようにする。

★テープが濡れたら、乾いたタオルで水分を抑え取り、ドライヤーなどでよく乾かす（やけどをしないように気を付ける）。

★テーピングができないときは「3本指テーピング靴下」（テーピングが靴下に内蔵されている商品：足裏バランス研究所）を履くとテーピングの効果を70～80%維持できる。

★足へバーデン（指の第1関節が変形し曲がってしまう疾患）による炎症がある人はテーピングで矯正され、バランスが変わることで一時的に痛みが出る場合がある。通常は一晩で落ち着くが、痛いときは親指のテープのみ外すと落ち着く。

★外すときは入浴時などに十分濡らしてから靴下を脱ぐように踵から巻いたテープをやさしくはずす。のりが残ることがあるので石鹸・アルコールなどでふき取る。

★万が一かゆみや発疹があらわれた場合は中止し、治ってから再開する。

★テーピングした後は、これまでとは違う形の足になっているため、慣れるまでに多少時間がかかる。

■ 腰痛の過労性構造体治療

外反母趾や浮き指（足の母指が反って歩いているときに地面につかない状態）があると、足裏のアーチ機能のバランスが崩れ、腰部に負担が加わり腰痛となることが多くあります。過労性構造体医学では、土台となる足裏を安定させるために、足の踵、母指の付け根、母指の腹、小指の付け根、小指の腹の5つの点で支えるように、テーピングやテーピング機能内蔵靴下等で足裏のバランスと、全体のバランスを整えます。

施術の仕方

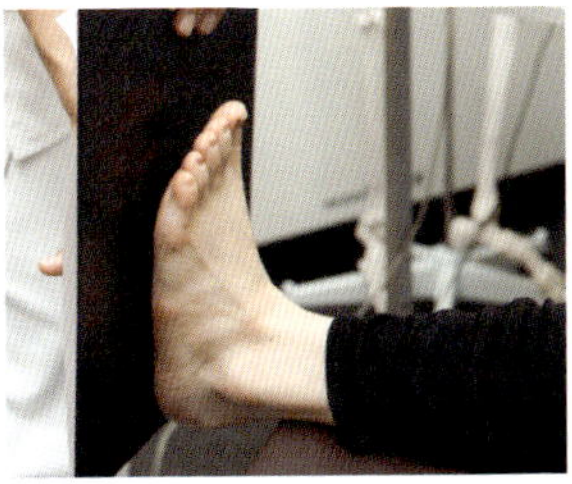

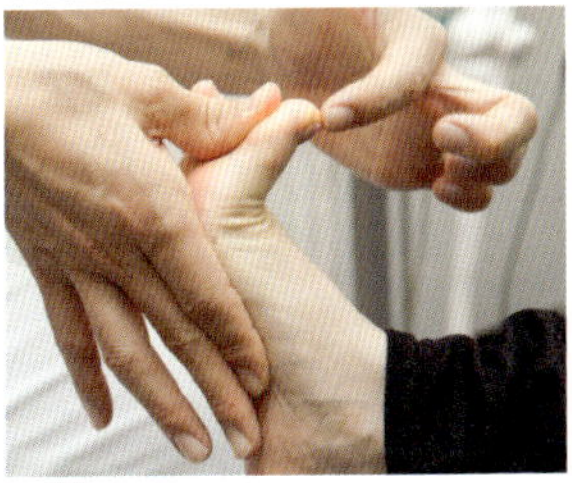

▲
1

問診票を見ながら、体の状態を問診し、治療範囲となれば足の状態を調べる。この患者は足の母指が反ってしまっており、地面に足の指がついていない浮き指の状態（写真上）。母指が簡単に90度以上反る(写真下)浮き指は地面を足で掴めないため、踏ん張る力がない。それを脛が補うため脛部が張ってくる。脛で支えきれなくなると、大腿で支えようになり大腿の筋肉も硬くなる。さらにそれを補うために腰周りの筋肉も硬くなり、腰痛となっていると考えられる。

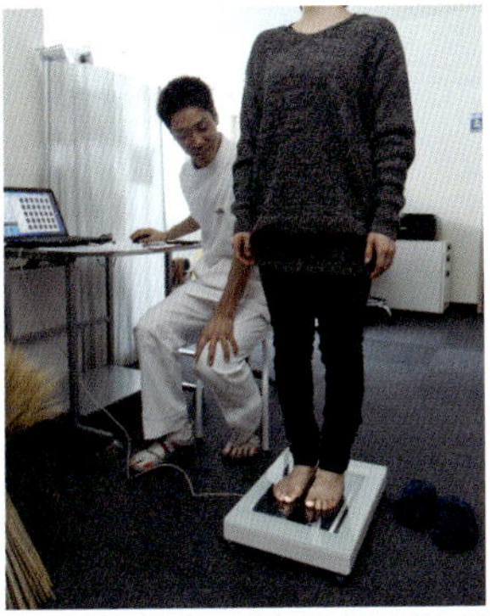

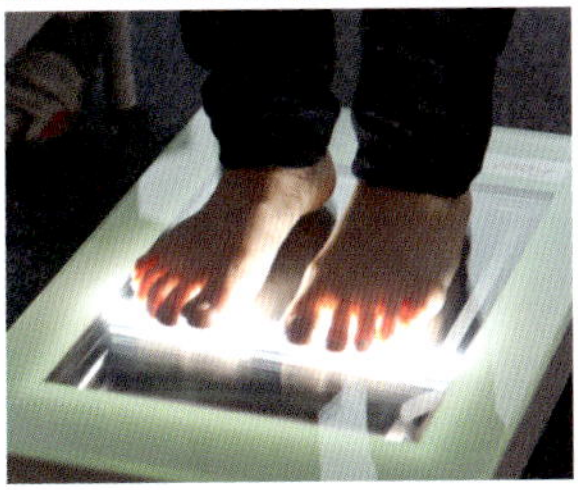

▲
2

パソコンにつながっているFoot Look（写真上）で足裏をスキャンし、足裏の圧力分布や足のアーチの形を診る（写真下）。足の圧力分布とは、足裏のどこにどれだけの圧がかかっているかということを意味し、パソコンのモニターに圧力分布、土踏まずのアーチの形状（モアレ画像)、接地面積、重心位置等が表示される。

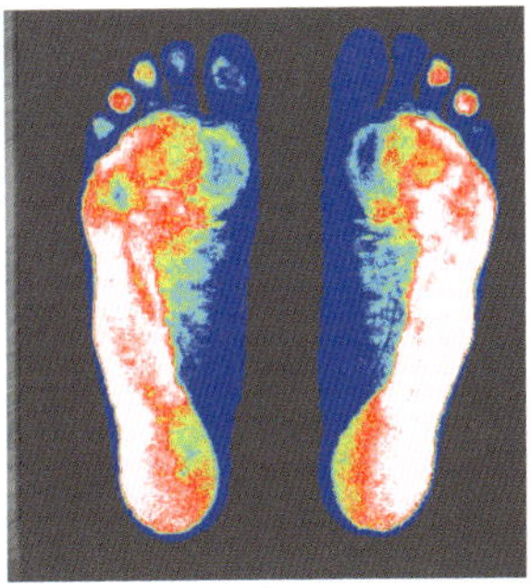

▲
3

この患者の場合、体重が外側にかかってきている。青い部分は圧がかかっていない部位。右足と左足を比べると、左足のほうが外側後方に体重がかかっているため、その分腰周りのいわゆる股関節の筋肉で支えないと上半身が支えられない状態。これは積み木の原理と同じで、土台が傾くと上部も傾けないと重心がとれない。足の指先まで使っていないと、体が硬くなり、運動機能・調整能力・柔軟性の低下を招きバランスよく立つことができない。スキャンしたこのデータをモニターで患者に見てもらい、状態を確認してもらうことが大切。

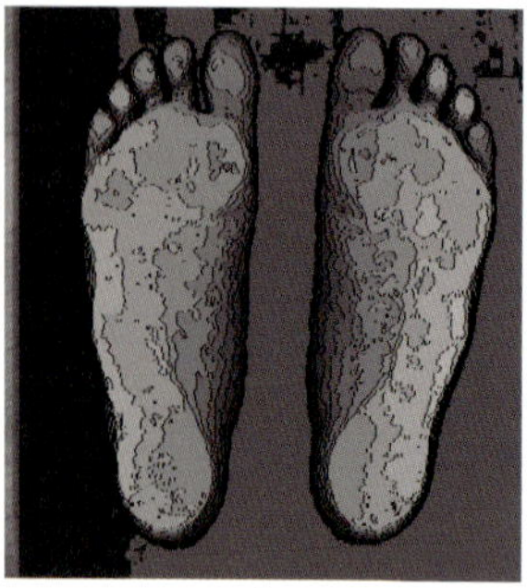

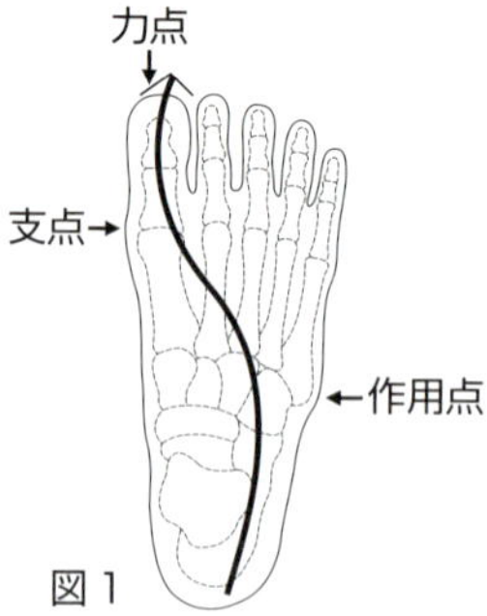

図1

4

写真は土踏まずのアーチの形状データ。左足の層が真ん中より内側の示指の部分で崩れている。この層が中指の所まで来ていると、土踏まずがきちんと形成されている状態である。層がきちんと形成されていないと足が疲れやすくなる。この患者の接地面積（足裏全体の面積に対する接地面積の比率%）は左足が52%。右は57%。これらを参考にしながら、治療方針を決めていく。

外反母趾や浮き指で母指が使えないということは、そのバランスをとるために体重は外側にかかるようになる。足底反射障害といって、足裏の刺激を受けることが少なくなるため、足底の筋力や靭帯が弱くなり、足裏では支えられなくなる。人の身体は骨で支えることを第一としているが、バランスが崩れると筋肉を硬くさせて骨の代わりに支えている状態を作ってしまう。この患者の場合も浮き指で後ろに体重がかかっているため、体はどこかでバランスをとろうと、腰をかがめるか、首を前に持って行ったりせざるを得ない状態。また左側に体重がのっているため、バランスを取ろうと体は右側に傾く。

外反母趾や浮き指の患者は歩行時、母指が必要以上に小指側に押されてしまう形となっている。これをてこの原理でいうと、母指が力点、母指球が支点（図1）となり、第5中足骨基底部が作用点で力が逃げる方向となっている。そのためこのゆがんだアーチを修正するためにはこの支点と作用点を押さえてあげると、正しいアーチができるので、テーピングでバランスを整えることで、そのアーチを作り、さらに母指と示指、小指と薬指の間を広げてあげる。

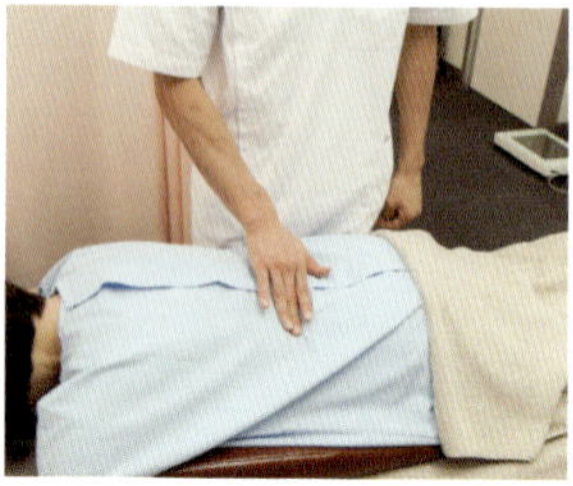

5

患者を腹臥位にし、腰部の痛い部分、硬結部分を触診で確認する。

この患者は左腰に痛みが出ている。その原因として考えられるのは、左側だけに体重や重心が集中した歩き方や、スポーツ、片寄った作業を続けたため。重心が左側に片寄っていると、左側の骨盤が高くなり、左の背筋も発達する。重力の負担が腰椎の左側の一部に集中し、ここに負荷重が反復され、腰痛が発生する。

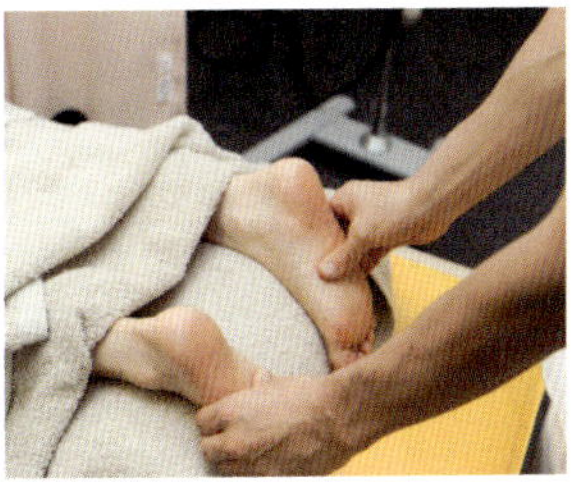

6

足裏の状態も診る。この患者の場合は足裏が硬い。常に指先を反らせている状況なので、少ない範囲で体重を支えようと緊張するため硬くなる。寝ている状況でも足が反ったままである。

7

腰部を確認。肌の色や炎症症状の有無、急性か、慢性かを確認する。

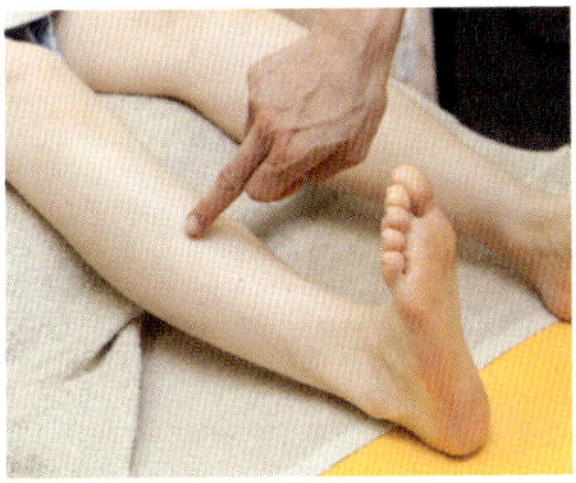

8

膝の下に枕を置き、背臥位にする。足関節を背屈してもらう。これで前脛骨筋の張っている位置がわかるので、そこに鍼を打つ。患者の足を施術者の指で押さえて正しいアーチを作ると前脛骨筋等の張り方が緩む。

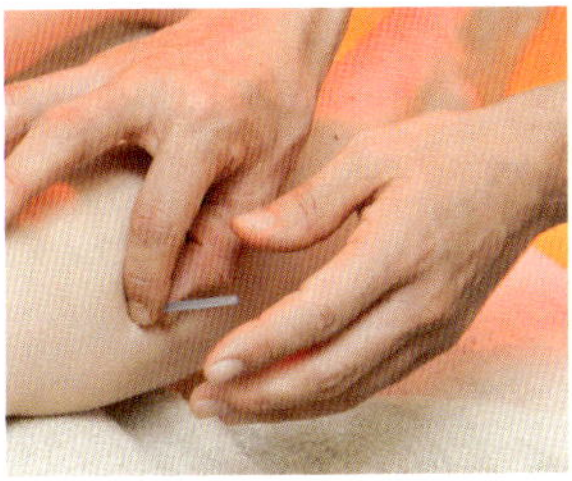

9

背臥位で両足に鍼を打つ。足の母指や中指を上げるのに緊張しやすい場所なので、足の太衝に約5㎜直刺。小指も内側に入ってしまい緊張しやすいので、足臨泣に約5㎜直刺。次に左外側部が張っているので腓骨筋をねらって陽陵泉に約5㎜直刺する。前脛骨筋の1番硬い部位に約5㎜直刺する。次に上半身のバランスをとるために大腿筋膜張筋や外側広筋にも負担がかかるので、その硬結部に刺鍼。膝にも痛みが出ているため、縫工筋にも刺鍼。5〜10分置鍼。軽く雀啄も行う。腰そのものに刺鍼するより、下半身を支えている足に刺鍼したほうが効果的。

10

腹臥位で背部も刺鍼。最も緊張している脊柱起立筋の起始部（第4腰椎第5腰椎間）に近いところ、経穴でいうと大腸兪を直刺。ここに刺鍼すると筋が緩みやすい。また腰椎の生理的彎曲を考え第5腰椎と仙骨の間にも刺鍼。中殿筋、小殿筋にも刺鍼。この2つは立位時に常に緊張していると考えるため必ず使う。胸腰椎後部は触ってみて左右の筋緊張が違うときはそれに合わせて刺鍼。仙腸関節周辺も刺鍼する。置鍼後、刺さっている鍼の感触を確かめ、緩んでいたら抜鍼する。

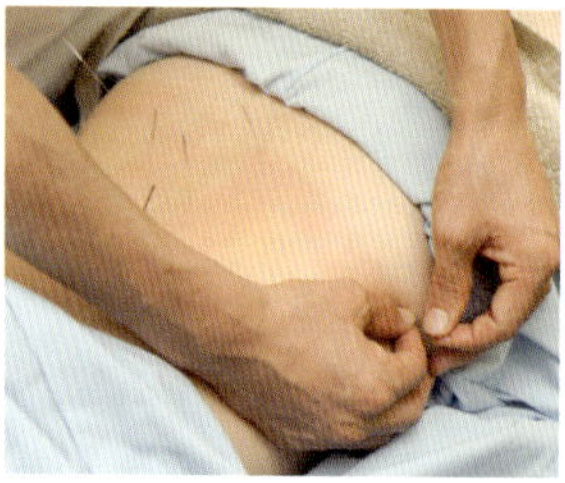

11

患者に立ってもらい、鍼治療の効果を確認してもらう。

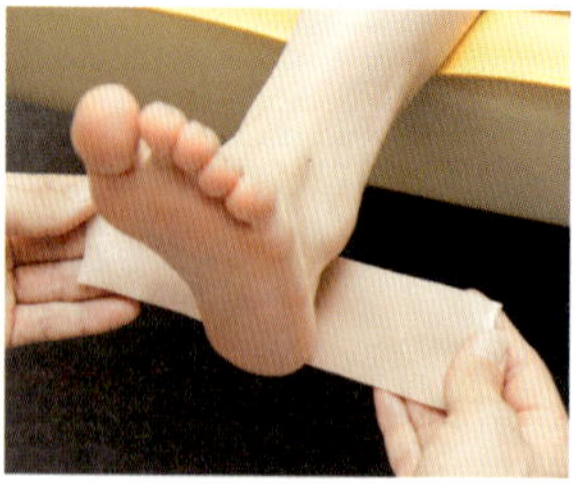

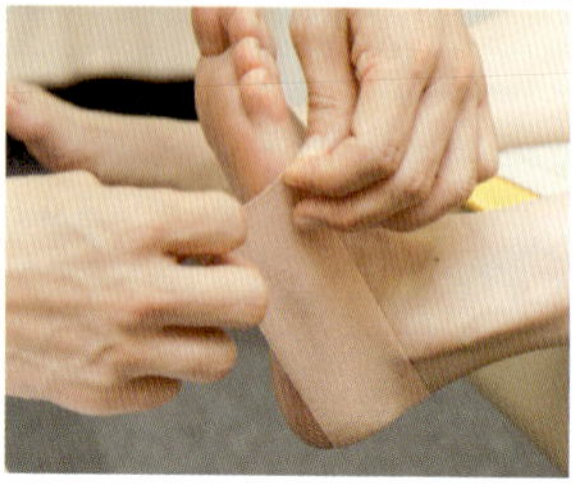

12

次に足の指をきちんと使えるようにするための固定のテーピングを行う。
横5cm 縦23cmのテープ①（p87参照）を踵の中央から左右均等に貼る。テープはひっぱらない。

13

患者の母指を外側に広げるために3本に分かれたテープ②（横5cm 縦15cm、足のサイズが大きい人は16cmのテープ）を貼る。まず、母指が示指から離れるように施術者の手の母指で患者の母指を押さえ、3つに切れているテープを足の内側面の中央部分に貼る。そして3本の中央のテープを母指の第1関節（中間）までひっぱり（写真❶、❷）、そこから母指の裏に回し、ぐるっと母指を1周させる（写真❸、❹）。第1関節からはテープはひっぱらず、優しく爪にかからないように貼る。

母指が外側にテープでひっぱられ、他の指から離れる

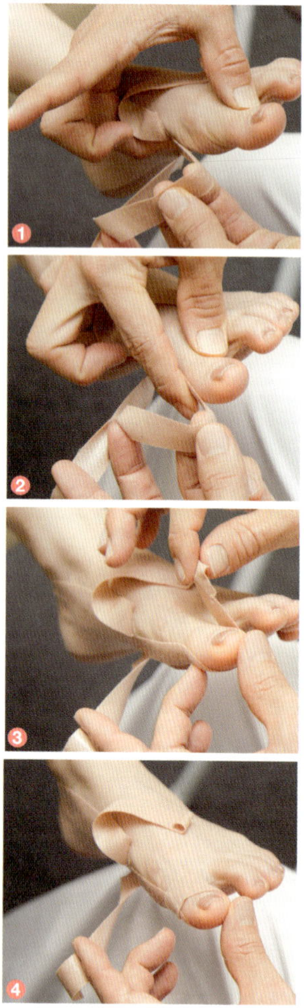

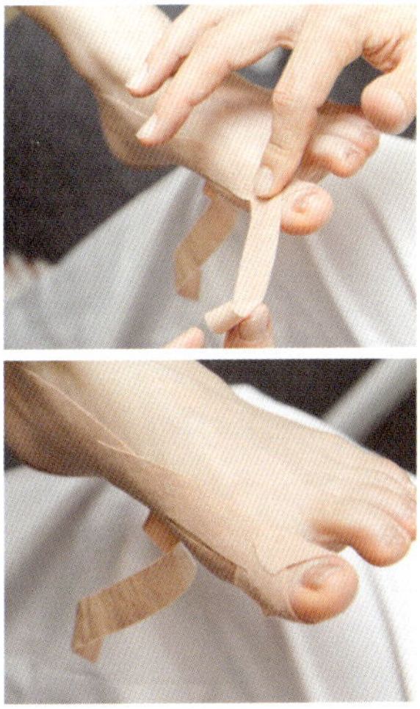

14

3本に分かれた2本目の足背側のテープは1本目のテープよりも少し足背側に貼り、患者の母指の第1関節の部分で少し外側に折り曲げ(写真上)、母指をぐるっと1周させる(写真下)。

15

残りの3本目の足裏側のテープは母指の示指側から指を1周させる(写真上)。これで母指は開き、下がる(写真下)。

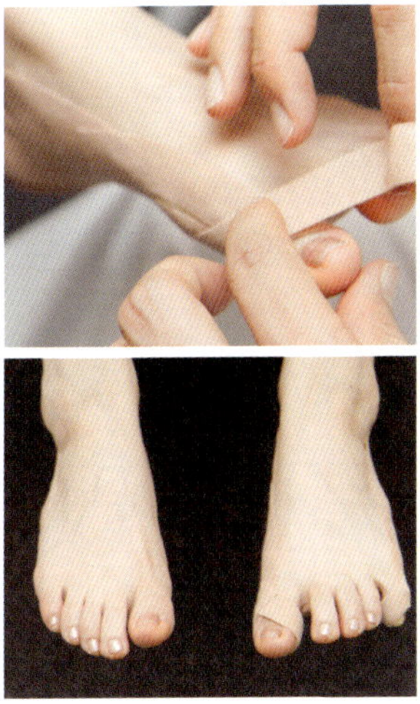

16

小指は2本に分かれたテープ③(横2cm＋3cm、縦9cm幅のテープ、縦に2つに分けたテープ)で貼る。まず、施術者は患者の小指を持ち、他の指から離す。足の小指側の側面の第5中足骨の中間の位置から指節骨の半分まで隆起に沿ってテープをひっぱりながら貼り、次に小指をぐるっと指裏のほうから1周させる。

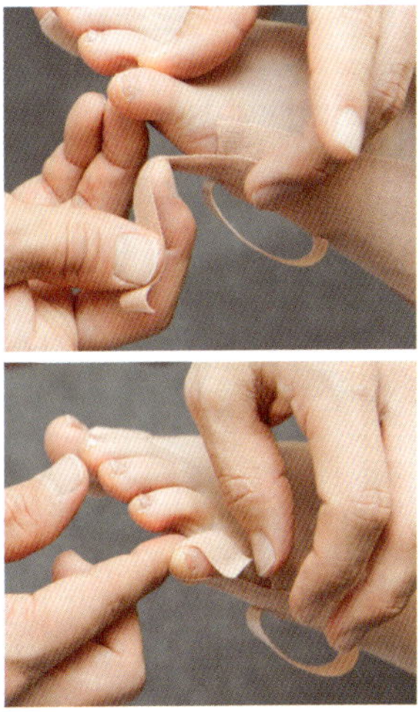

小指へのテーピング時は、患者は小指に力を入れていることが多いので、小指への力を抜いてもらう。

18

次に台形の形のテープ④（横5cm 縦20cmのテープ）を足裏の指の付け根に沿って足裏に貼る。

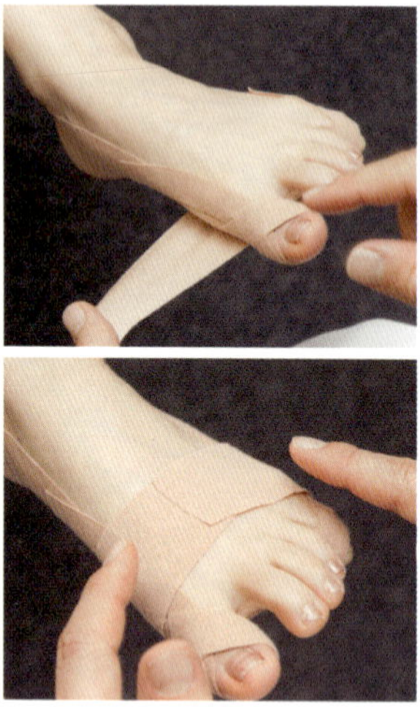

足裏に貼るときだけひっぱる。後の足背部分は軽く乗せるだけの感じ、横アーチを作るというイメージでテープを貼りアーチを確認する。

患者の中には小指が外を向いてしまっている人もいるため、まっすぐに向くようにテーピングする。

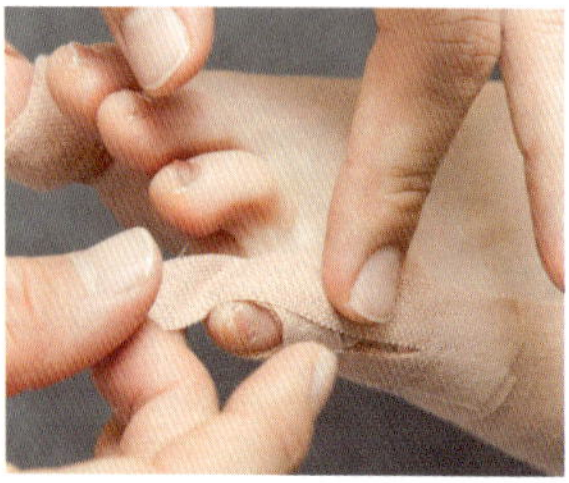

17

次に残りの１本を今度は足背側からぐるりと内側に回して貼る。
これでも小指が外側にあまり開かないときはさらに同様にテーピングをする。

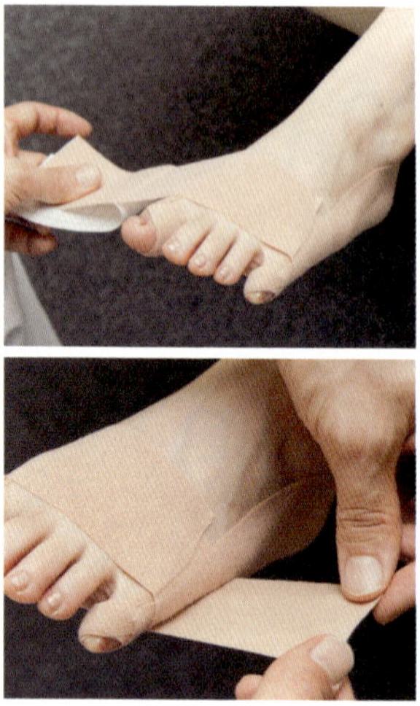

19

次にテープ⑤（横5cm 縦23cm幅のテープ）で、母指の外側の付け根の部分である支点となる部分と作用点の部分を押さえる。足背部の小指側→母指側→足裏→足背の中央（中指あたり）までテープを貼る（写真上、下）。テープが足背に来たら、ひっぱる必要はない。人によってテープをしっかり固定したいときはテープの貼り方を工夫し内側の圧を強くする。

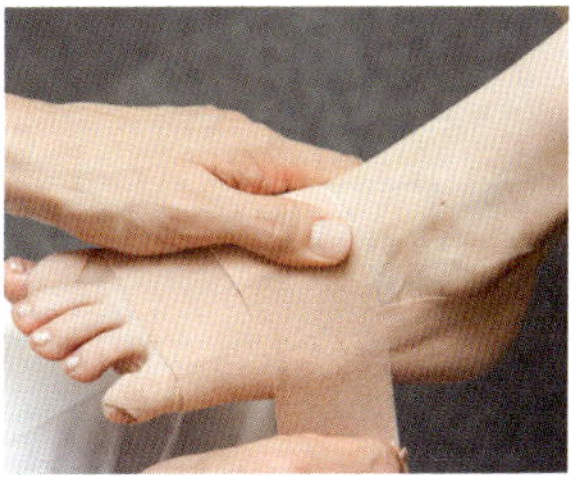

20

さらに同じサイズのテープ⑥で、前頁の19のテープより足関節に近い部分を貼る。中指の部分を中心にして小指側にひっぱりながら足裏までテープを貼る。

21

次に残りのテープを母指側から足裏、小指側にぐるりと貼る。小指側面の部分でテープをひっぱるとさらにしっかり貼ることができる。

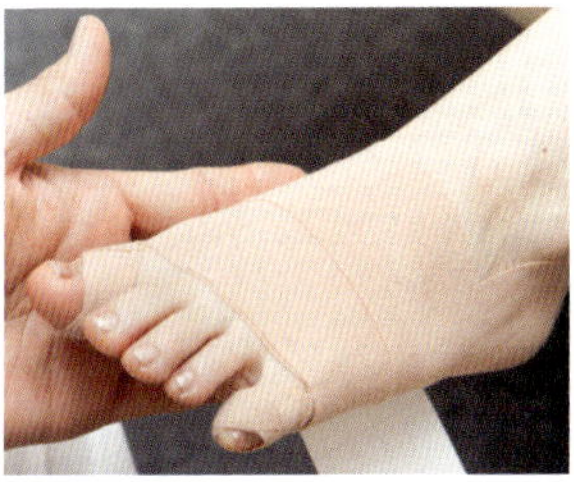

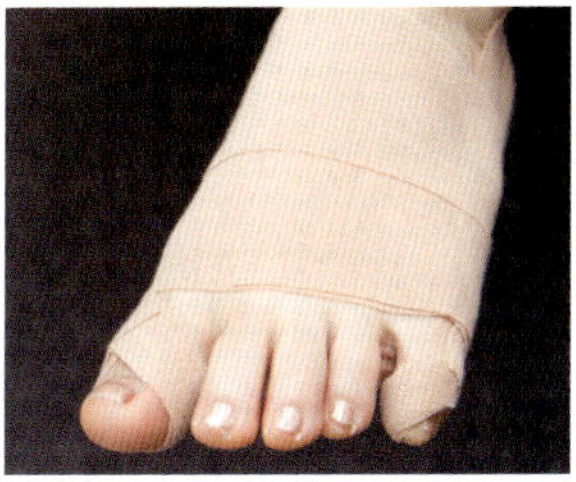

22

最後にFoot Lookでスキャンし、テーピングによって足裏のバランスが修正されていることを確認する。

この施術を
紹介してくれたのは…

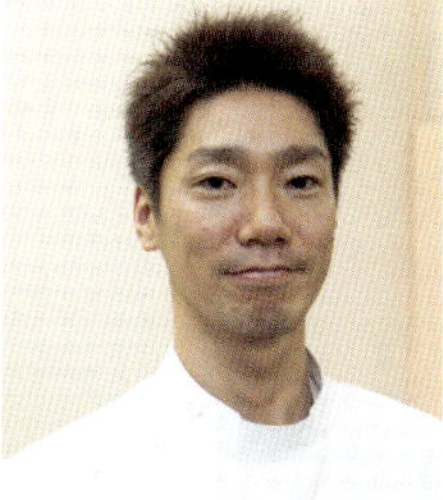

木場中央はり灸整骨院

富岡 啓留 氏

（とみおか さとる）

1974年	名古屋出身
2004年	了徳寺学園医療専門学校卒業
2012年	東京医療専門学校卒業
2000年	有限会社まごころ健康会勤務
2012年3月	有限会社まごころ健康会退社
2012年7月	木場中央はり灸整骨院開業 現在に至る

2004年から、了徳寺学園医療専門学校でのセミナーをきっかけに、横浜戸塚・フットバランス研究所にて「過労性構造体医学」を学ぶ。

technique:3

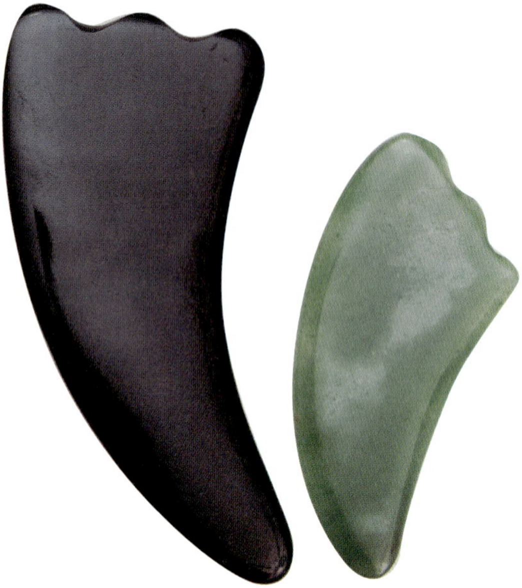

かっさ療法
(瘀血排出療法)

かっさ（刮痧）とは、「鍼を使わない鍼灸」といわれ、老廃物の排出を促す中国の伝統療法です。水牛の角や石でできたヘラで、経絡やリンパの流れに沿ってさすることで、病気の原因となる瘀血を皮膚表面に浮かびあがらせ、リンパから流れるように促す手技です。皮膚表面に上がってきた瘀血は２日～７日くらいで流れて消え、あとに残ることはありません。「瘀血」は、三毒の１つであり、瘀血の排出により予防、改善される疾患は少なくありません。
私は、かっさ療法を、肩こり、腰痛、頭痛、めまい、顔面神経麻痺、不妊、未病の治療等、幅広い疾患に役立てています。

大和鍼灸院 **徐 園子**

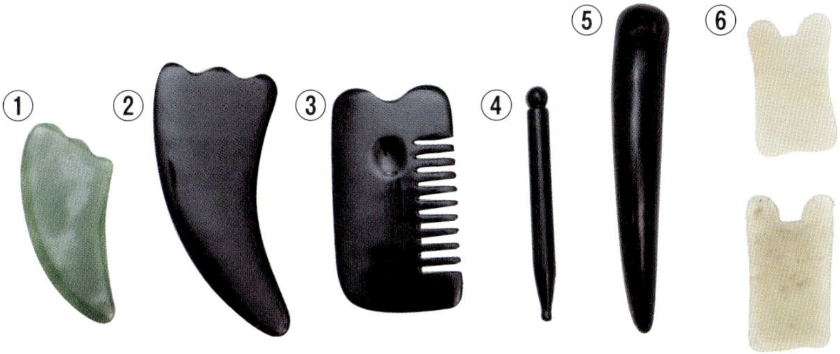

準備するもの

かっさ板

かっさプレートといわれる施術用ヘラ。ネットで「かっさプレート」「かっさ板」と検索すれば購入可能。ヒスイ製、水牛製からプラスティック製まで厚みや形も多種多様にあり、施術部位に合わせて施術者が使いやすいように使い分けできる。ヘラは形さえ合えば、小皿でもかまわない。上の写真では左から順に、①ヒスイのヘラ。厚みがありなめらかなのと、小さめで小回りがきくという理由で、顔用として使用。厚みがあり、なめらかだと背中の瘀血は出にくいため、排出用としては不向き。しかし虚証で瘀血を出したくない場合には、このなめらかさがちょうどいいということもある。冬場は冷たいので温めて使う。②全身用のヘラ　③頭部用のヘラ　④部分的に押す時用のヘラ　⑤背中全体用。裏が孫の手のようにしゃくれているため、背中の肩甲骨の際から瘀血をかき出すのに適している。⑥顔面用のヘラ。顔面神経麻痺にも使える。

漢方オイル

中医学理論に基づき台湾の医科大学で開発された生薬入りの「漢方オイル」（正式名ー神氣 SpiritQi　漢方本草精油、輸入販売元：ケイオー・フレックス社）を、ネットで購入可能。ベースになるオイルと五臓六腑に対応したオイルがあり、患者の証に合わせて、ベースオイルと調合する。漢方オイルの代わりにタイガーバームでも市販のアロマオイル、マッサージオイル、普通のクリームでもよい。

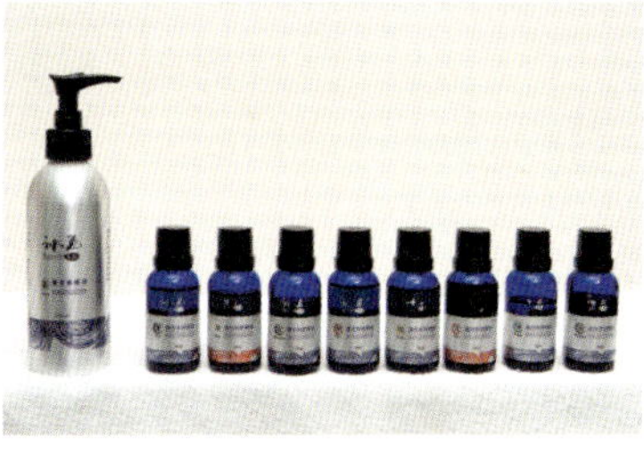

施術のポイント

★１～３回ヘラで皮膚表面を擦《こす》ると、瘀血のある部分はうっすら赤くなるので、その部分を中心に擦る。

★ヘラを持っていないほうの手も、ヘラの動きを追うようにして擦り、オイルを足しながら硬結の状態を探る。

★毛細血管に軽く圧力をかけて押しだす感覚で擦る。

★こっているからといって、強く擦ってはいけない。

★かっさをやめるタイミングは、虚証か実証かによって異なる。虚証では、皮膚表面が赤くなる程度でやめる。実証では、硬結がとれ、色を出しきるまで行っても構わない。

★手首をうまく使い、手や腕の力を抜いて施術するとよい。

★瘀血は頸部、背部、腹部、頭部にたまりやすい。色が出やすいのは頸部と背部。

★皮膚表面に瘀血が上がり、色が赤くなること、数日で消えることを伝え、患者の了解をとってから行うこと。

★いきなりかっさを行うのではなく、皮膚表面が赤くなってしまうことを患者に了解をとってから行う。

禁忌事項

★瘀血の排出は、実証の方へ適応とする。虚証の方は、瘀血の色が上がらないばかりか、体調不良を起こすこともあるので、基本的には行わない。しかし患者からの要望でどうしても虚証の人にかっさをしなければいけないときは、軽めに行い、皮膚が赤くなる程度でやめる。

★かっさの後に鍼灸を行う場合は補法にて行う。

★かっさの後は激しい運動を行ってはいけない。お風呂も軽めに入る。

★頻繁に行わず、週１回程度とする。瘀血の色が残っている間は、かっさを行ってはいけない。

★妊婦の腹部や腰部、３歳未満の乳幼児、衰弱している方、血栓のある方、出血性疾患のある方、傷や炎症や腫瘍のある部位には行わない。

肩こりのかっさ療法

肩こりの原因は肩ではなく、頸や背部であることも多いため、瘀血は肩とは違う部位にあることもあります。そのため、基本は膀胱経に沿って背部、肩部、頸部の順にかっさを行い、その後硬い部位を触ってその部位をかっさする形となります。肩こりと言っても全体を診るようにします。
まず週に１回行い、だんだん皮膚表面に色が出なくなってきたら２週間に１回、そして月に１回と間隔を延ばしていきます。

施術の仕方

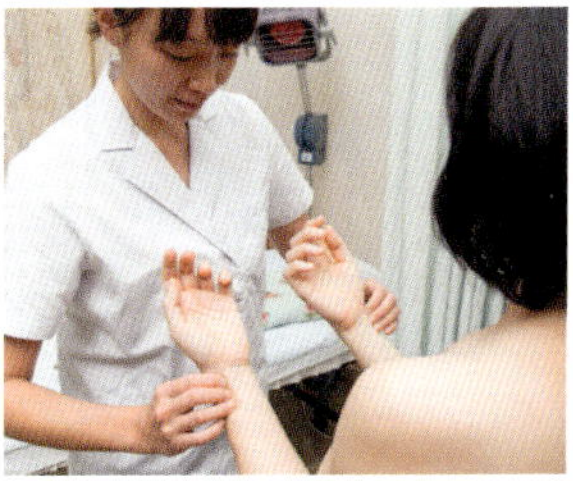

1

まず脈診を行い、体調を確認する。特に虚実を診る。

注意！瘀血を表面に上げることは瀉法なので身体への負担が大きくなり、体調不良を起こすことがあります。そのため虚証の人にかっさを行うときは、注意が必要です。私の場合は患者の脈を診て、虚証だったらかっさは行わず、鍼灸を勧めるようにしています。どうしてもかっさをしたいというときは、色がうっすら赤くなったらやめるようにします。

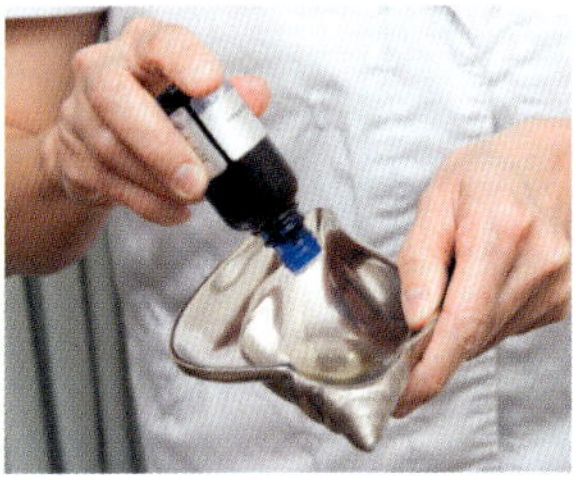

2

漢方オイルを症状に合わせて調合する。普通のマッサージオイルのときは調合の必要はない。この患者は腎が弱く、肝が強い。そのバランスを取るために腎と肝に帰経する漢方オイルを調合する。ベースのオイルに腎と肝のオイルを加え、ブレンドする。脈の最も弱いところと最も強いところを診、視診や問診も合わせて証を立て、その証にあったオイルを選ぶ。

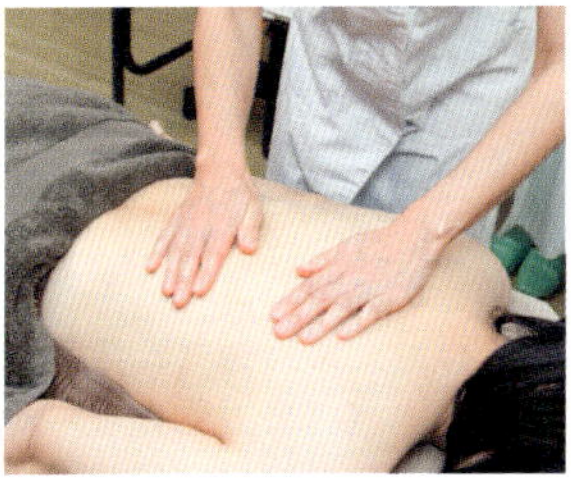

3

調合した漢方オイルを両手で背部全体にまんべんなく塗る。

オイルは滑りが悪くなったらその都度、ヘラを持っていないほうの手で塗る。

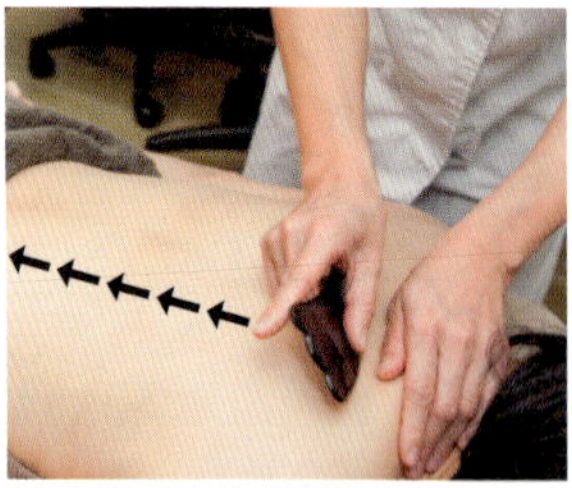

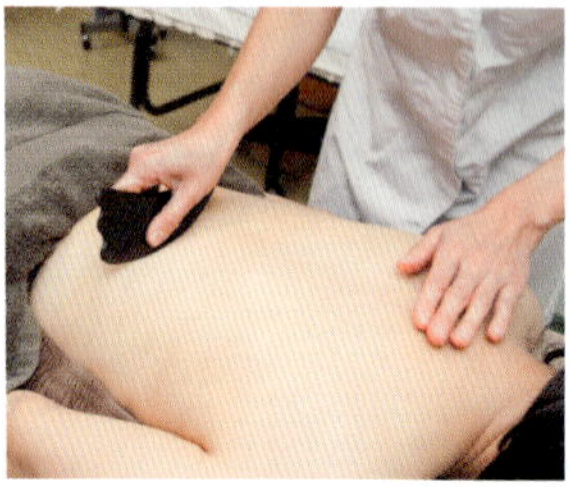

4

まず背部の膀胱経からヘラを軽く滑らせる。肩こりだからということではなく、すべての患者に共通して膀胱経からかっさする。膀胱経の流れに沿って、上から下にヘラを70度～80度に寝かせて滑らせる。15cm～20cm上から下に滑らせた後、10cmくらい上にヘラを戻し、さらに15cm～20cm下に滑らせる。これを繰り返しながら徐々に腰まで行う。

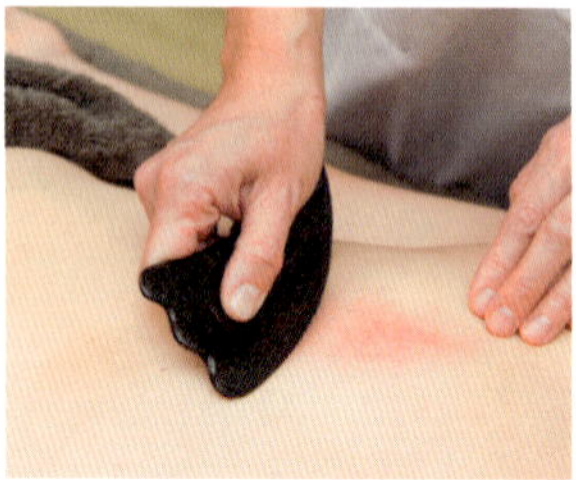

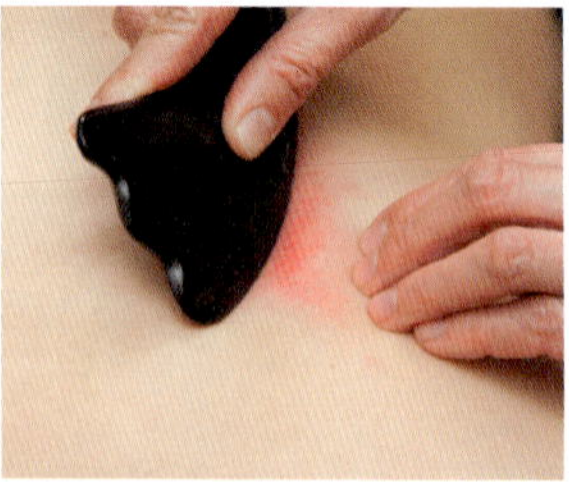

5

瘀血が溜まっている部分は何回かヘラを滑らせているうちに、皮膚表面がうっすら赤くなり、瘀血が表面に上がってくる（写真左）。瘀血が上がってくるときには多少の痛みを伴い、その後あたたかくなる。
その赤く反応した部分に集中し、今度は下から上へ、右から左へ、瘀血が出やすいと思われる方向に、硬結部を通過させる感じで滑らせる。ヘラの角度は40度くらい（写真右）。重症な人ほど赤の色が濃く、紫や黒の色が皮膚表面に上がってくる。この部分をさらに擦る。瘀血が溜まっているところからしか瘀血が表面に上がってこないので、硬結部でも表面が赤くならないこともある。また左右両側の同部位に瘀血が上がってくるわけではない。
やめるタイミングは虚証か実証かによっても異なる。虚証は皮膚がうっすら赤くなるくらいで、実証は色が出きってしまうまで（瘀血がすべて上がるまで）行う。色が出きってしまうと、それ以上は色が濃くならないためわかる。患者も色が出るときの痛みがなくなるので、出きったことがわかる。

注意！：強くこすらなくても瘀血は上がってくるので、痛みが出ないよう、やさしく擦る。

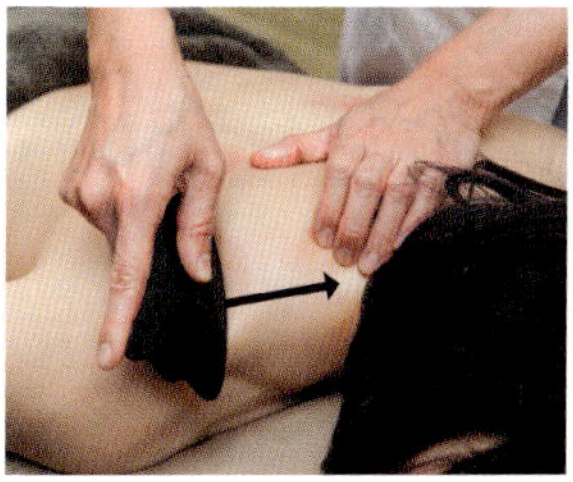

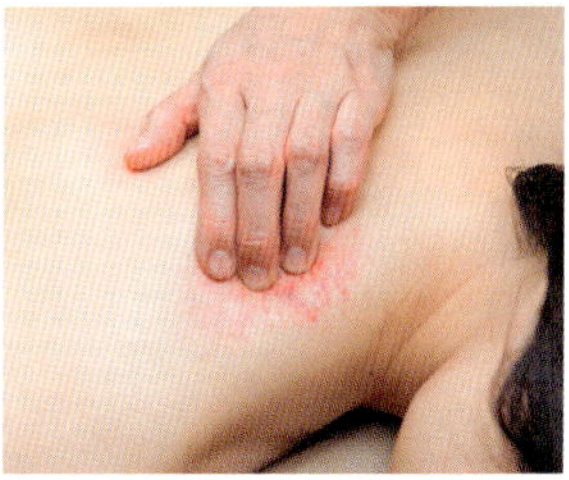

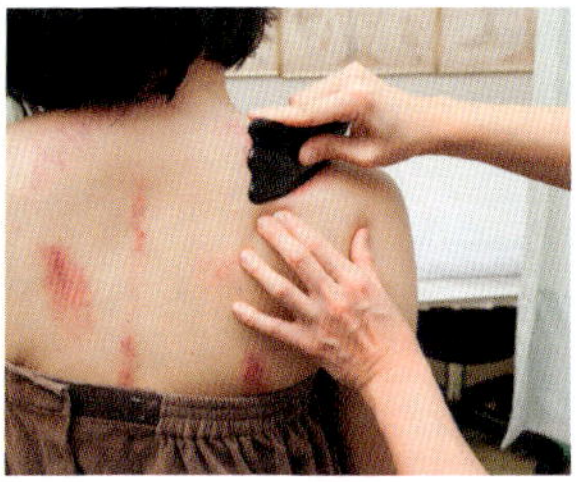

▲
6

次に肩をかっさする。肩は内側から外側（頸から肩先）に向かってヘラを滑らせる。ヘラの角度は約30度（写真左上）。硬結による引っかかりがなくなったら、そこでやめる。触ってこりがなくなったかを確認する（写真左下）。肩は座って行ってもよい（写真右）。
同様にもう一方の肩もかっさする。赤く反応が出ていたら、こりがなくなるくらいまでかっさする。

注意！：頸部や肩は洋服を着てからも見えるので、患者には皮膚が赤くなることを伝え、許可を取ってから行う。

何回か擦っていると、瘀血がぼこぼこに表面に上がってくることがあるが、このときはそのぼこぼこをならす感覚でヘラを滑らせる。

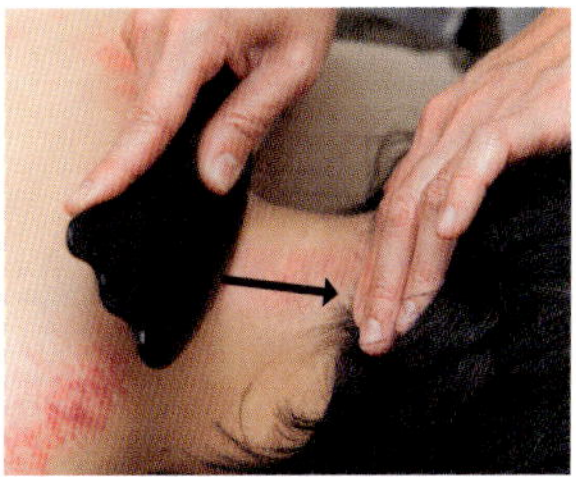

▲
7

頸をかっさする。下から上へ、頭部に向かって擦る。ヘラの角度は45度くらい。瘀血は出やすい方向があり、それは必ずしも経絡の流れの方向と同じではない。かっさする向きは“経絡の流れに沿って”が基本だが、かっさ板を様々な方向に細かく動かし、瘀血の色が出やすい方向を探りながら施術をすることも必要。

擦り方は毛細血管に軽く圧力をかけて押し出す感覚。

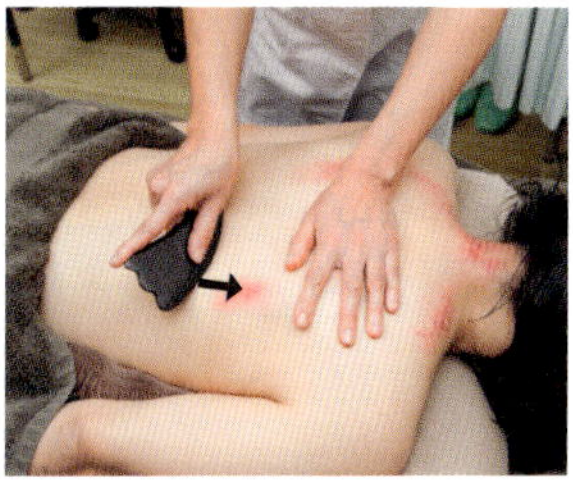

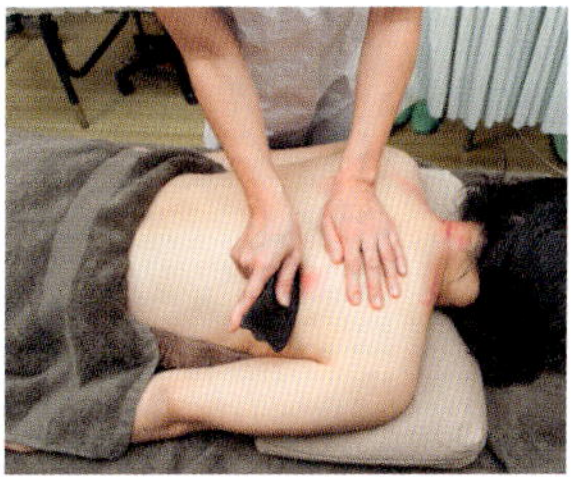

▲
8

次に肩甲骨の外側をかっさする。下から上に10㎝くらい肩に向かってかっさする。これを何度も繰り返す。皮膚表面の赤い反応が、それ以上出なくなったくらいでやめる。

9

脊柱を下から上へかっさする（写真左）。10㎝くらいずつ、細かく下から上へ、腰部から頸部に向かって、脊柱上を徐々にかっさする。

ヘラの角度は45度（写真右）。これを何回か繰り返す。

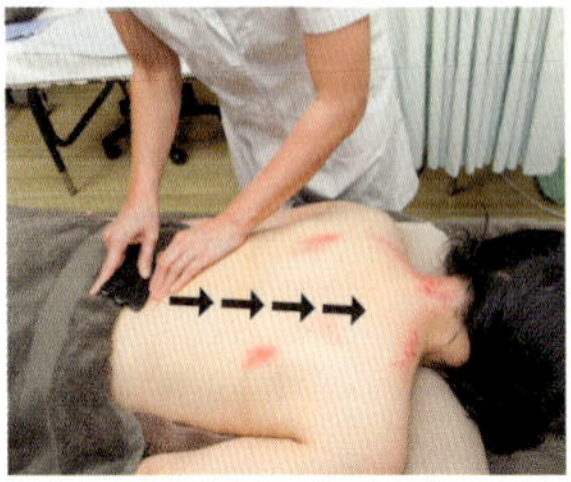

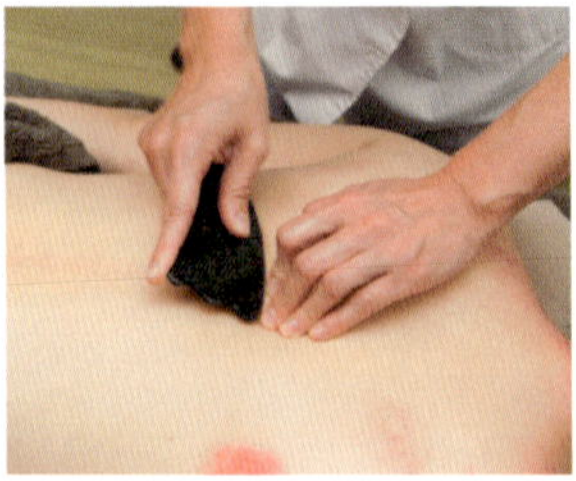

脊柱の歪みがあるところは瘀血が出やすい。

10

最後は腰部から肩に向かって施術者の両手で背部全体を数回擦り、気血の流れを促す。

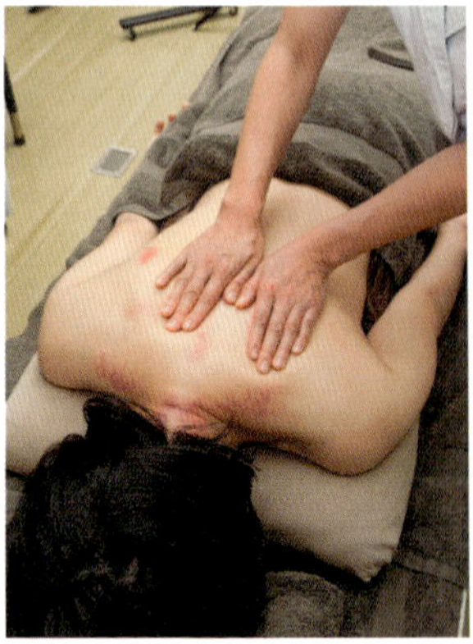

11

このあと赤く反応した部位（瘀血が表面に上がってきた部位、写真上）に鍼を行う。瘀血排出が瀉法なので、鍼は、補法にて行う。刺鍼深度は浅めで刺鍼する。刺鍼方向は場所によって、直刺、斜刺、横刺を使い分ける。刺鍼時間は10分。また、かっさ療法よりも鍼治療を先に行い、鍼治療だけでは硬結等が取りきれないときに、その部分にかっさを行ってもよい。そのときもいきなりかっさを行うのではなく、皮膚表面が赤くなってしまうことを患者に了解を取ってから行う。

▼

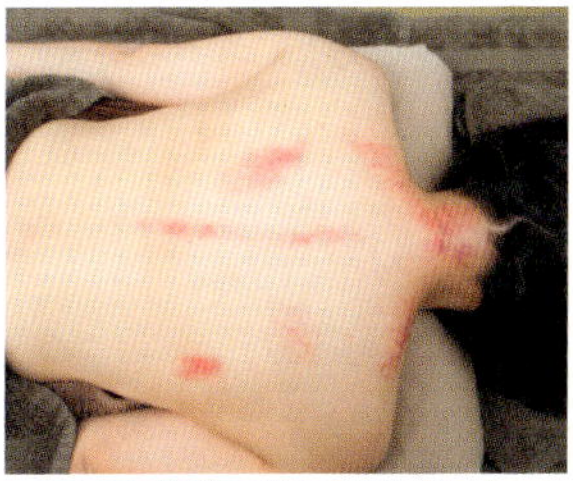

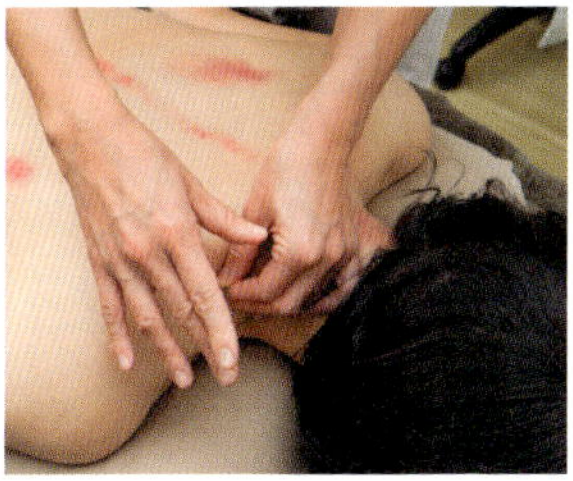

この施術を
紹介してくれたのは・・・

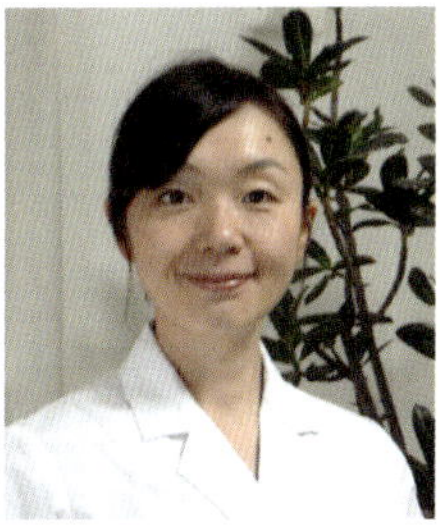

大和鍼灸院

徐 園子 氏

（じょう そのこ）

1997年	日本体育大学 健康学科卒業 保健体育教員免許、 養護教諭免許、衛生管理者免許 取得
1997年	養護教諭として小学校の保健室に勤務
2005年〜	大和鍼灸院勤務
2011年	神奈川柔道整復専門学校卒業。 鍼灸師国家資格取得

ヘッド
マッサージ

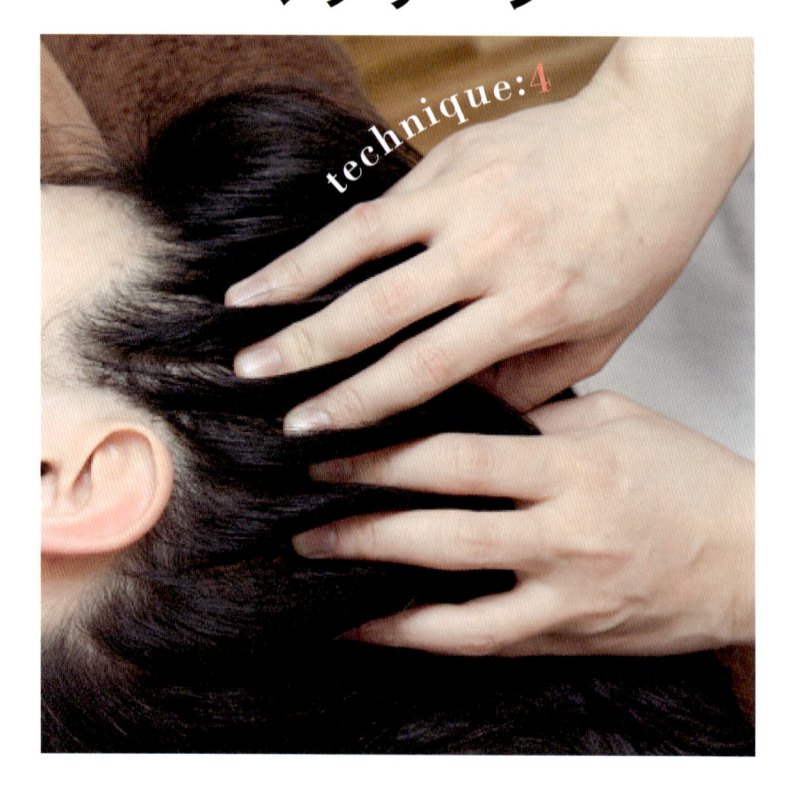

慢性的な疲労の原因は様々です。特にストレスは末梢神経を通して脳が受け止めます。いくら身体を揉みほぐしても、一向に疲れが抜けないのは、ストレスを感じている“脳”を癒していないからです。脳のストレスは頭に現れます。ヘッドマッサージを行うことは、脳を癒すことに直結し、脳を癒すことが全身を活性化します。

Rapha　鍼・灸・マッサージ
石川稚子

ヘッドマッサージについて

ヘッドマッサージは、内臓活性化や免疫力の向上を促すほか、頭痛や片頭痛、目の疲れなどの痛みの症状を緩和させ、交感神経と副交感神経のバランスの崩れを改善し、「脳」そのものをリラックスさせる働きがあります。現代人は脳を使う仕事が多いことから、のぼせ、むくみ症状も多く、脳の血流改善、頭部のリンパ貯留の改善をすることで脳血管障害の予防にも繋がります。また頭皮をケアすることで、頭からつながる顔のハリを取り戻し、リフトアップ効果もあります。目尻のたるみやおでこのしわの原因は、頭皮のたるみによるものがほとんどです。顔の皮膚と同様に頭皮も柔らかい状態であることが必要です。

頭部にあるツボを刺激することで、頭皮から全身へエネルギーが巡り、深いリラクゼーション効果が得られます。

準備するもの

必要であれば
タオル、手ぬぐい

施術のポイント

★首や頭部、顔面部はデリケートな場所なので、力の入れ過ぎ、施術スピードが速くならないように気をつける。
★顔面部、耳等は触る前に患者に確認をしてから行うこと。いきなり触ると嫌がられることがある。

禁忌事項

★首に痛みのある患者には無理に首の運動は行わない。
★頭痛や吐き気、目の疲れ等の症状が施術中に悪化するようであれば中止する。
★発熱や急性炎症のあるときは行わない。
★高血圧、脳血管障害の既往のある患者には注意して施術を行う。

施術の仕方

左右交互に手根揉捏してから左右同時に揉捏したほうが痛くない。

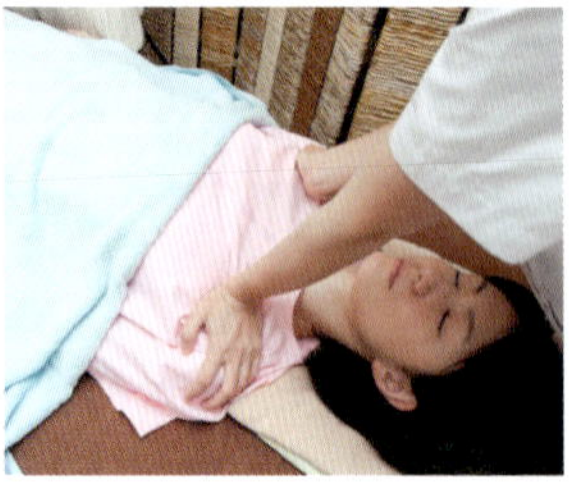

1

大胸筋に手根部を当て、まず左右交互にゆっくり手根揉捏する。
その後、左右同時に手根揉捏する。肩が前に入っている人が多いので、胸郭を開いてあげることで、胸のつまりがなくなり、肩甲骨を中央に寄せることができる。この動きを8回～10回行う。

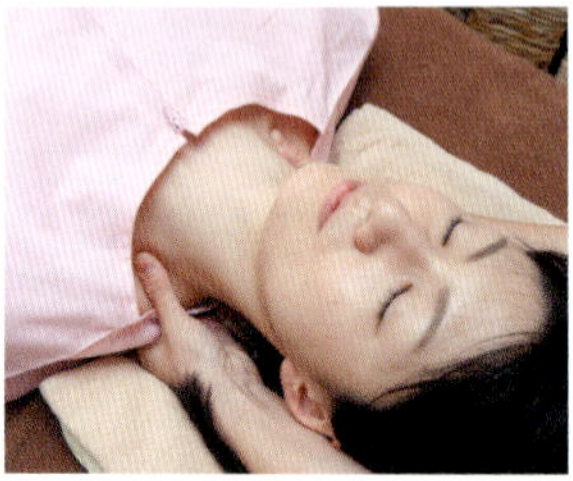

2

左右の肩井を母指と四指でつかみ、四指揉捏する。

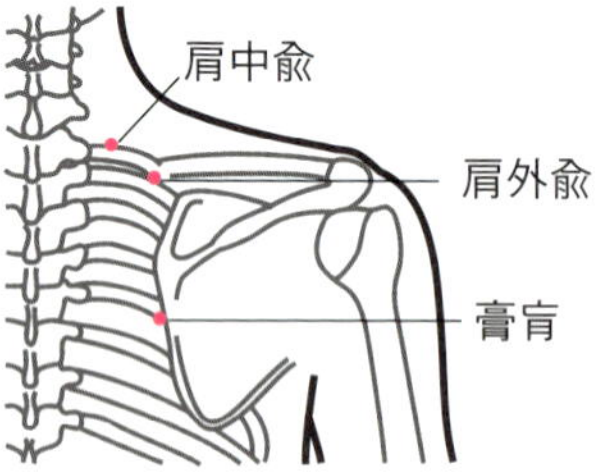

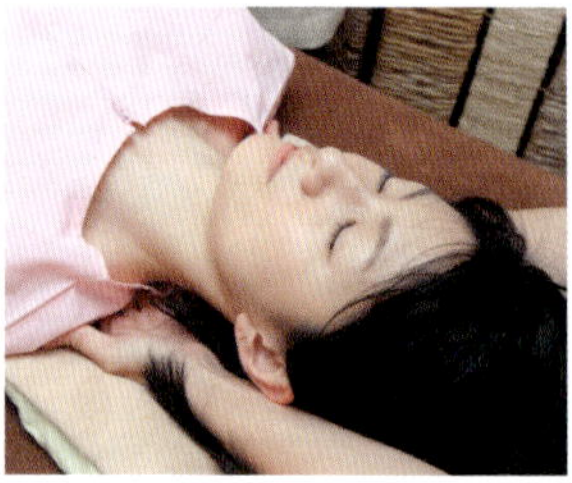

3

肩外兪と肩中兪と膏肓をずらしながら、四指揉捏を3回行う。

注意！：こっている人は揉捏の回数を増やす。また治療の後に行う場合は四指揉捏を3回行えばOK。経穴は患者に合わせて他の穴でもOK。

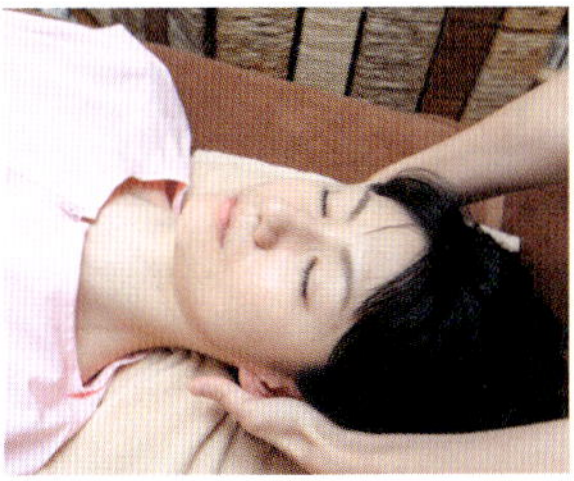

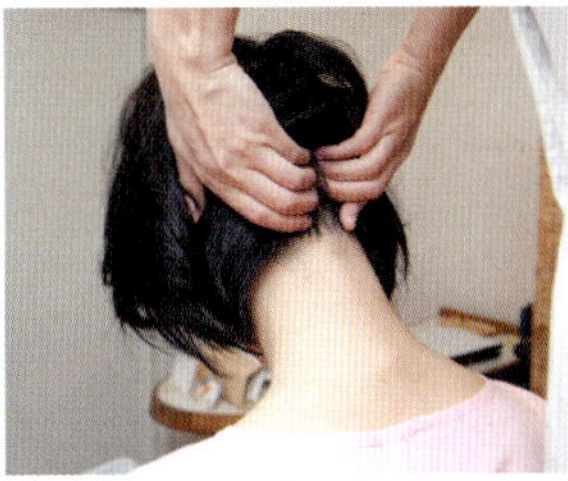

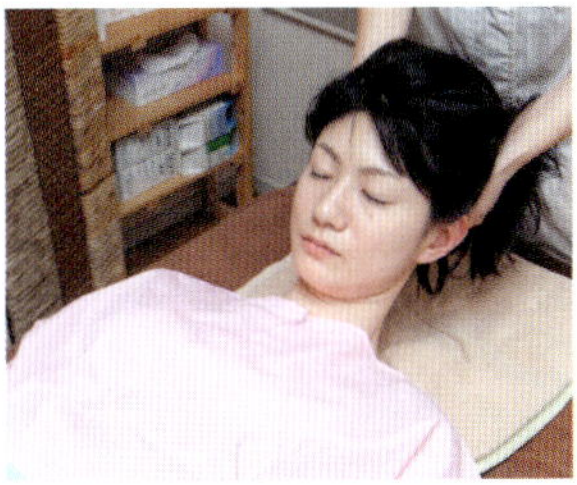

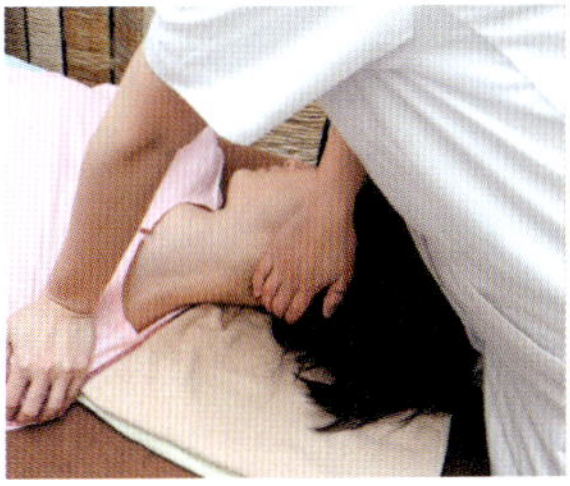

4

施術者は後頭部と肩に左右の手を置き、患者の頸と肩を開いて、左右の僧帽筋を15秒ずつ2回ストレッチする。

5

頸を前方に持ち上げる。15秒間無理をせず前方に伸ばす。左右の僧帽筋と肩甲挙筋を伸ばす。

6

施術者は患者の瘂門に四指を引っ掛けて頸部を軽く伸ばす（写真下は施術者の手の感じを見ていただくために撮影したもの。患者は実際は背臥位にある）。

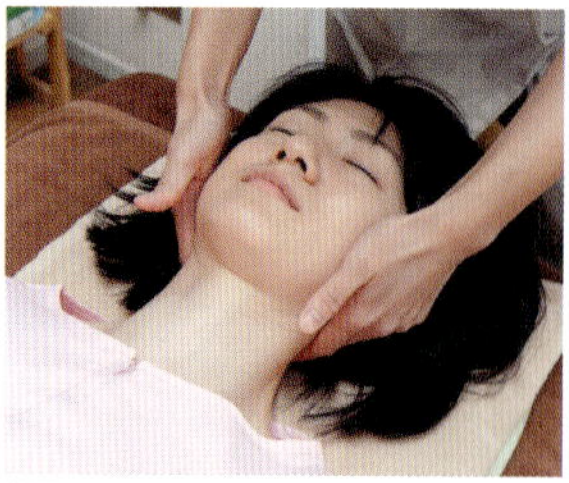

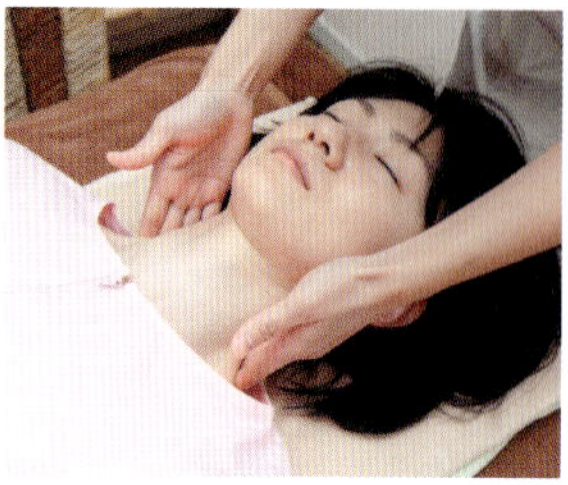

7

肩から後頭部にかけて手掌軽擦（写真上）と四指揉捏を、左右同時に各３回ずつ行う（写真下）。

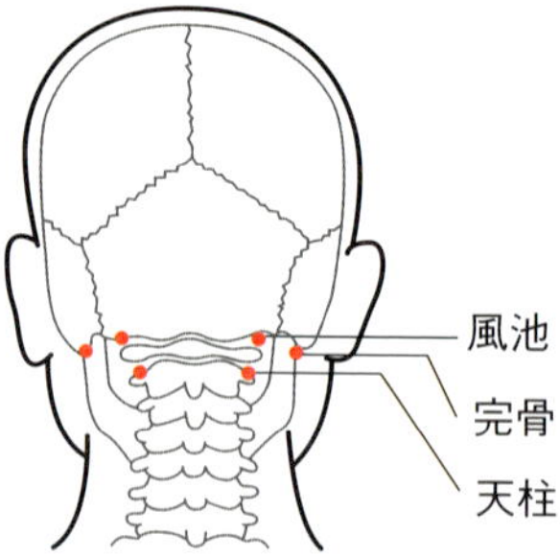

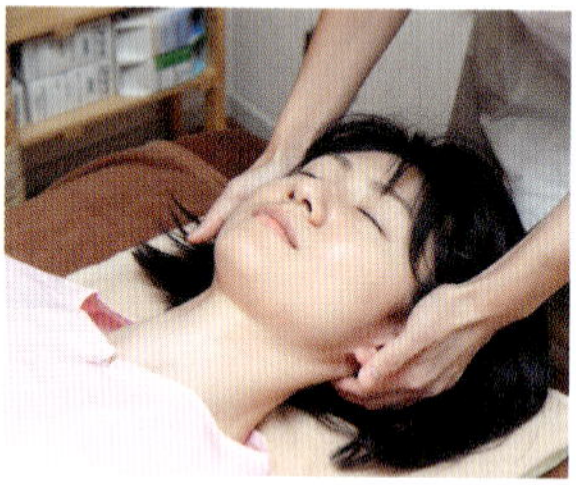

8

左右の天柱と風池と完骨の３つを四指または中指で指圧する。

胸鎖乳突筋が硬いときは、二指で揉捏する。

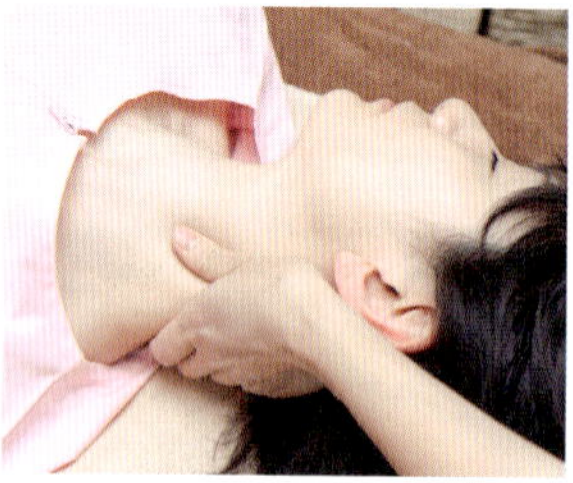

9

患者の頸を回旋させ、胸鎖乳突筋後部を母指揉捏、または胸鎖乳突筋を二指揉捏する。斜角筋をゆっくりはじくように揉捏してもよい。

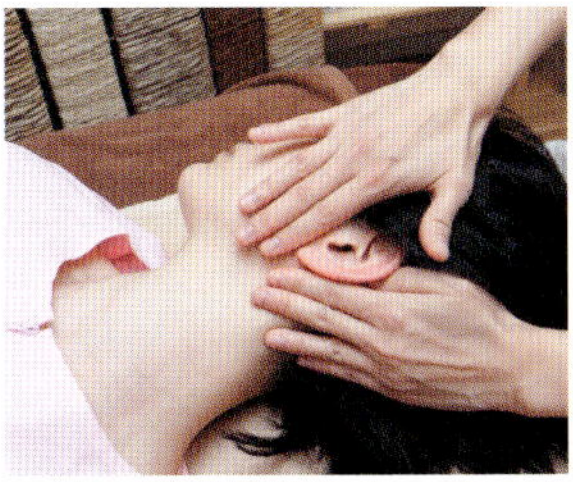

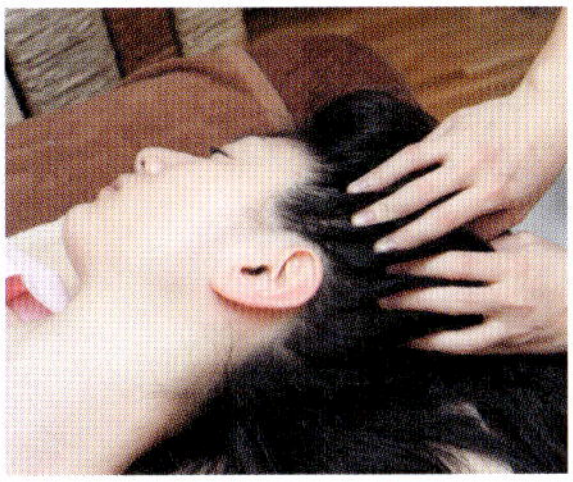

▲
10

患者の頸を回旋させた状態で、側頭筋（耳の両側から頭部）を四指で軽擦（写真上）後、四指揉捏する（写真下）。

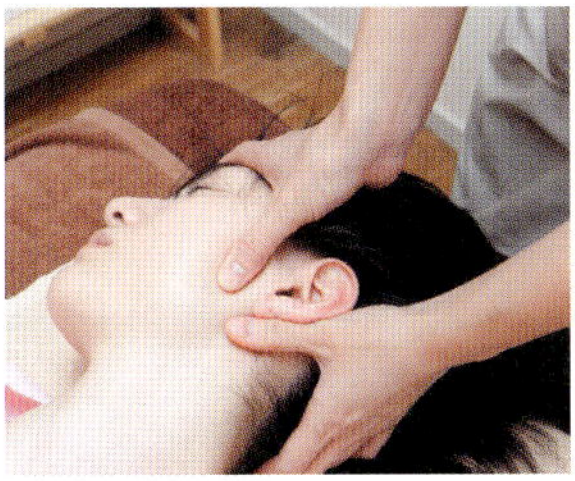

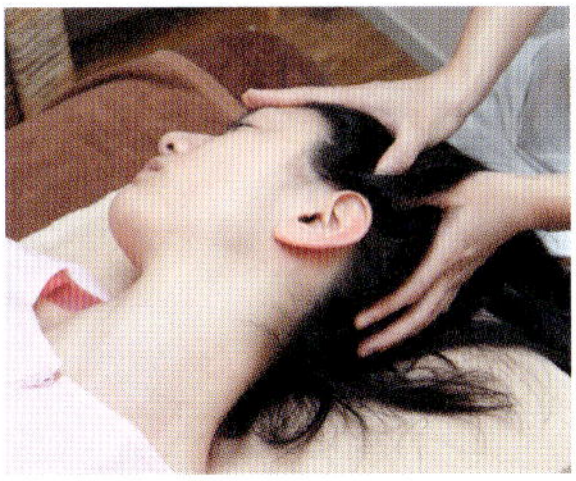

▲
11

その後さらに側頭筋を母指揉捏する。
注意：刺激が多くなり過ぎないよう患者によっては適宜減らしましょう。

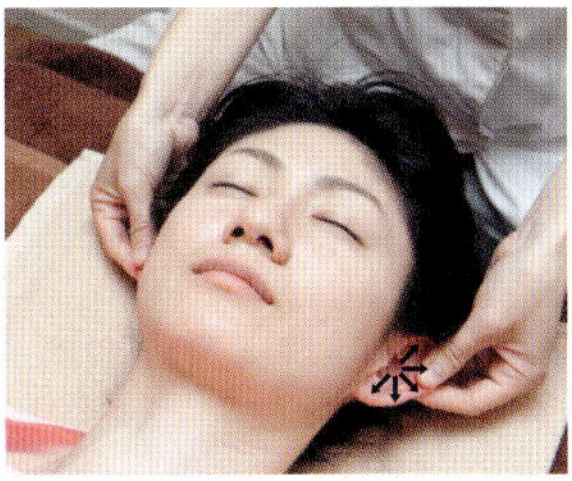

▲
12

顔を正面に戻し、患者の左右の耳を施術者はゆっくり1回放射状に引っ張る。

施術者の手にもたれかかる頭の重さを利用して、頭皮を動かす感覚で揉捏する。

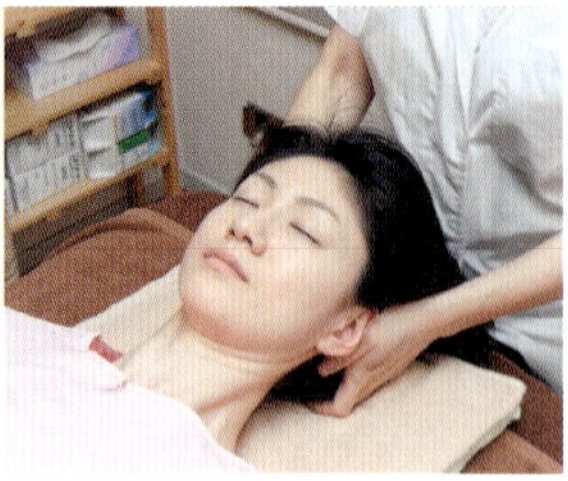

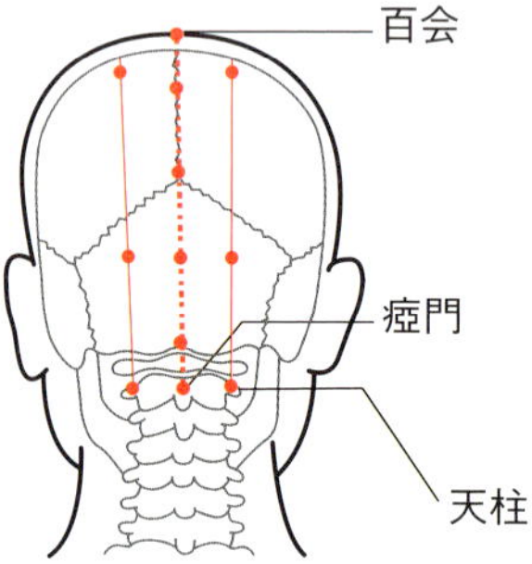

13

瘂門から百会の正中線の督脈のラインを四指揉捏していく。2回繰り返す。同様に、天柱からの膀胱経の左右のラインを、頭皮を動かすように揉捏していく。

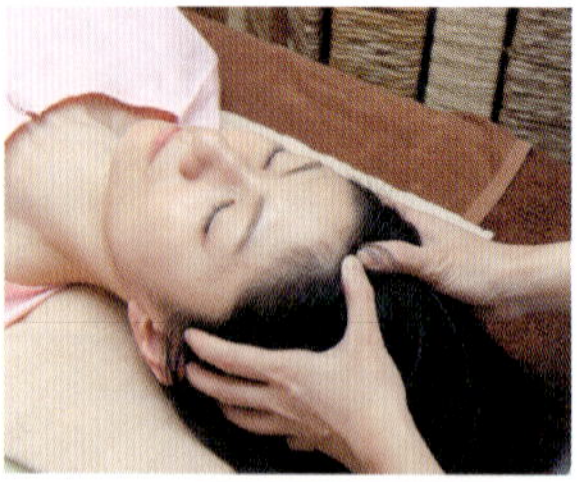

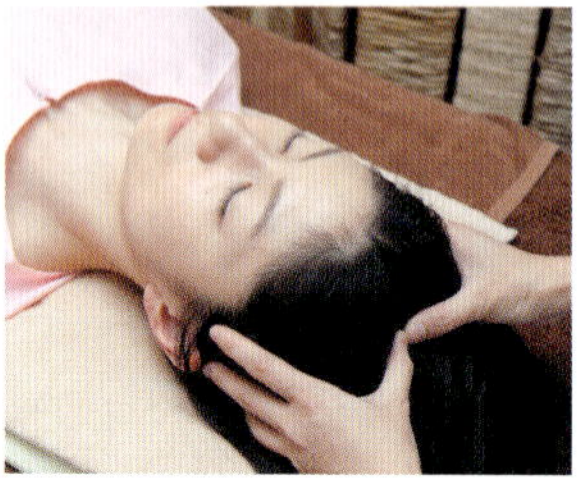

14

前頭部の神庭、上星から百会に向けて、頭皮を動かすように母指揉捏する。

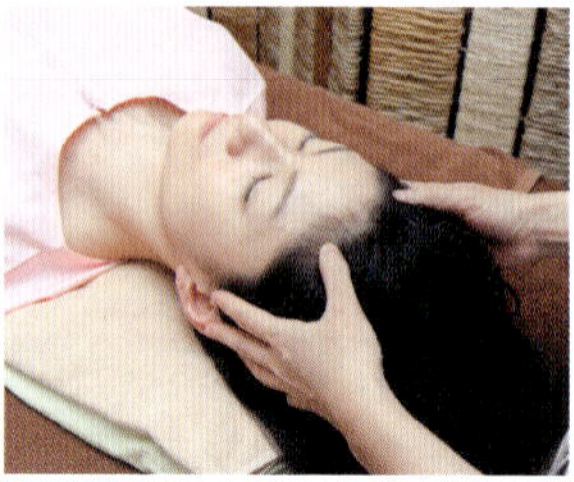

15

胃経の頭維から頭頂部に向けて、頭皮を動かすように母指揉捏していく。

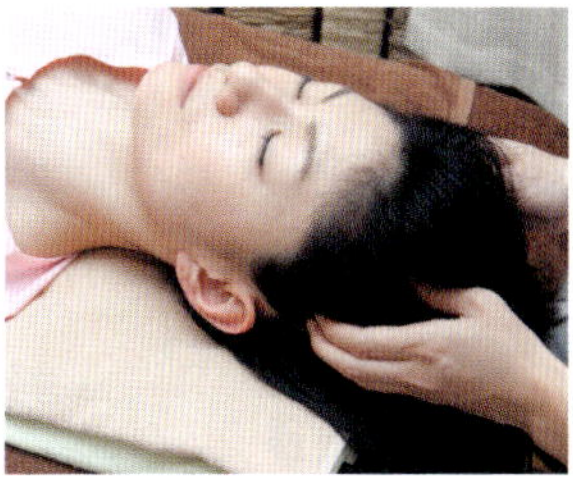

16

胆経の率谷あたりの側頭筋も頭皮を動かすように四指揉捏していく。

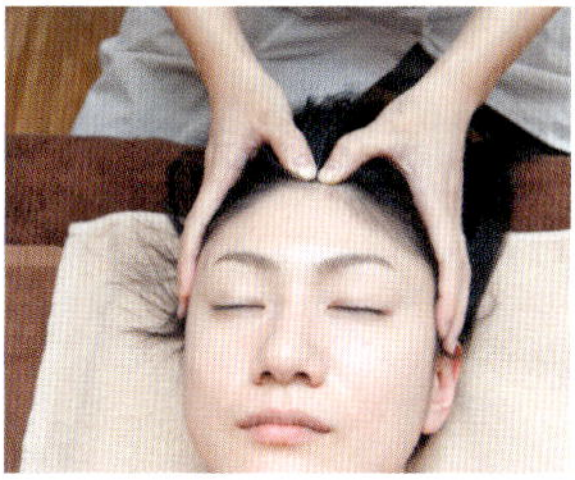

17

髪の生え際を中心から左右の耳に向かって母指圧する。

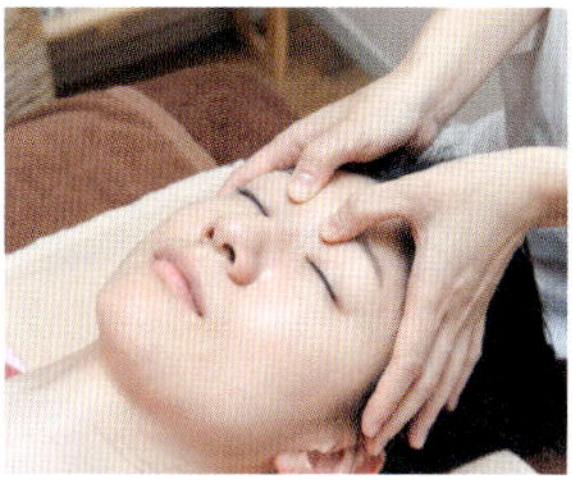

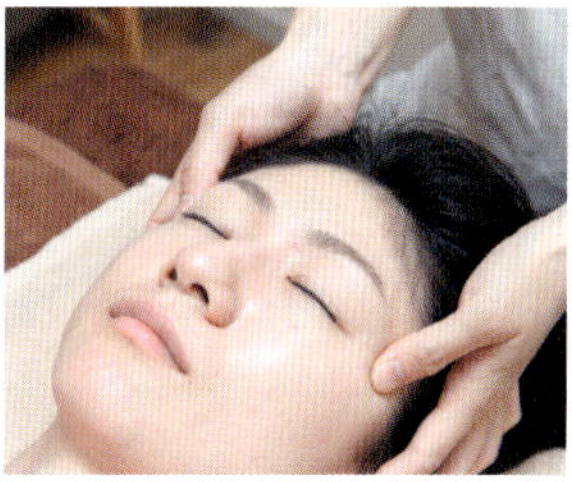

18

顔面の攅竹から魚腰、糸竹空、太陽の眉のラインを2秒ずつ軽めに母指圧していく。

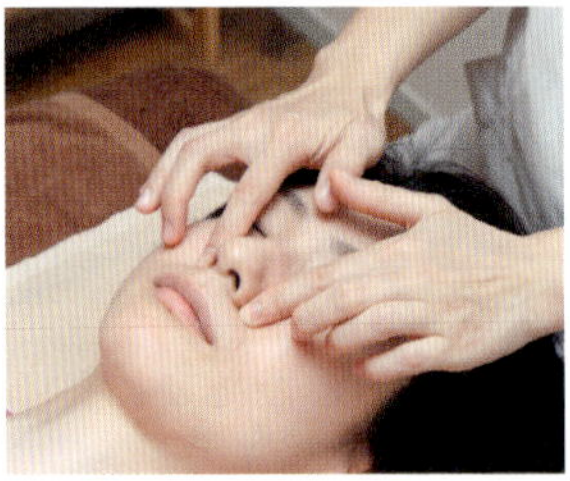

19

鼻のラインは睛明、上迎香、迎香の順に頬～咬筋のラインは承泣、巨髎、地倉、頬車、下関の順に各経穴を2秒ずつ軽く示指または四指で指圧していく。

この施術を
紹介してくれたのは…

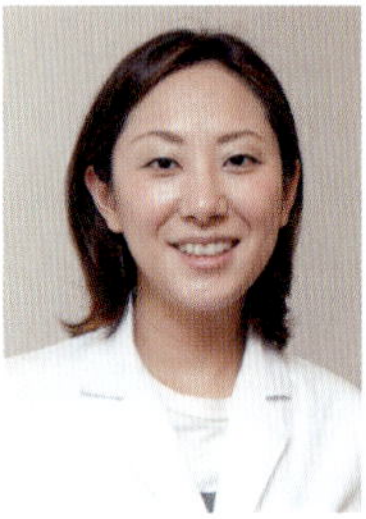

Rapha　鍼・灸・マッサージ
石川 雅子 氏
（いしかわ まさこ）

2000年　明治学院大学卒業
2007年　東京医療専門学校本科卒業
2009年　Ｒａｐｈａ治療室開業　（東日本橋）
2011年　Ｒａｐｈａ　鍼・灸・マッサージ　恵比寿に移転
臨床を通して、頭部や目の疲れ、頭痛、首のこりなどの局所の症状に加え、自律神経のバランスの崩れ、高血圧や内臓機能低下、冷え、のぼせなどの全身症状にもヘッドマッサージが有効であることを実感する。開業当初は治療の延長やサービスで行っていたが、スタッフとのミーティングでも治療に有効であるとの意見が多く、また患者にも「気持ち良い」「スッキリする」と好評だったため、メニューに加えた。頭部や顔面部には多くの経穴があり、これらを刺激し脳を活性化することが全身の活性化へ繋がることをよく理解して施術することが、「サービス」以上の治療効果を生む。

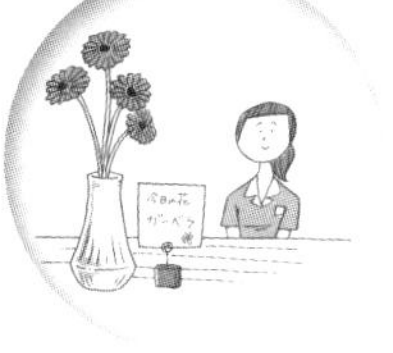
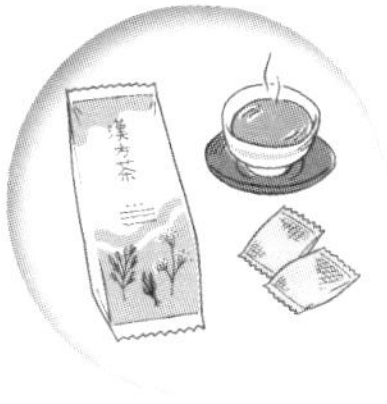
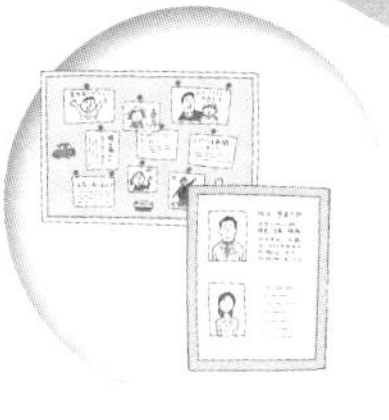

取り入れてみよう！

患者さんに喜ばれる プラスαのサービス

患者が求めるのは、治療家の治す技術と人柄。
でも、最近では治療院の雰囲気やサービスを重視する人が多くなっているのも事実だ。
ここでは簡単に導入できる、サービスについて紹介する。

illustration：中村知史

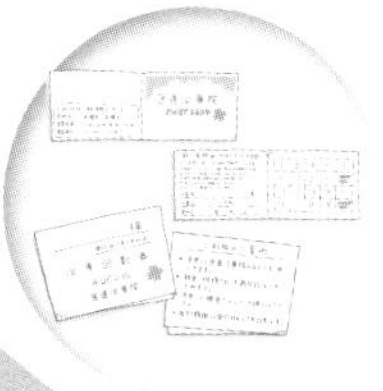
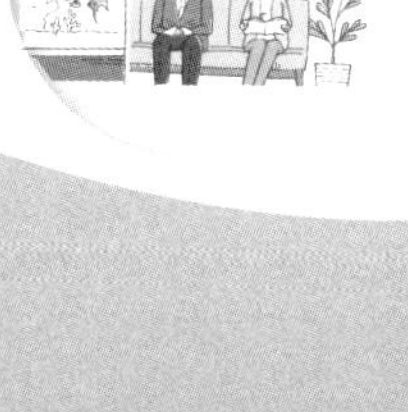
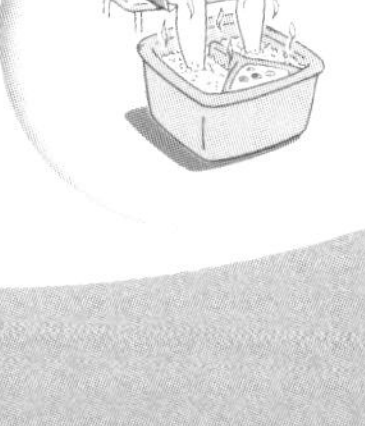
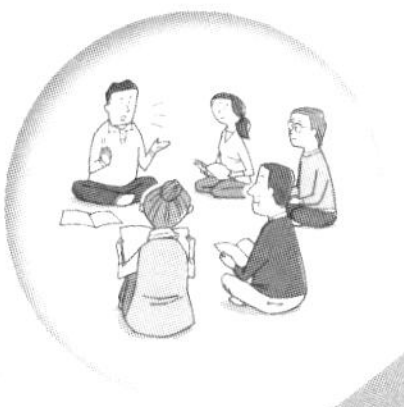

回数券、ポイントカード

ポイントカードや回数券は店舗経営で欠かせないものになりつつある。

回数券は他の治療院に患者が流れないようにする効果があり、定期的な来院を促す動機にもなり、治療計画が立てやすい。

ポイントカードは来院する際、施術者自身の履歴にもなり、前回の施術者名なども書かれていると、予約してもらいやすくなる。

回数券

裏面には、利用できる治療院名、紛失の際の責任は患者側にあり、再発行しないこと、有効期限などを必ず明記しておこう。回数券を印刷してくれる業者も存在する。

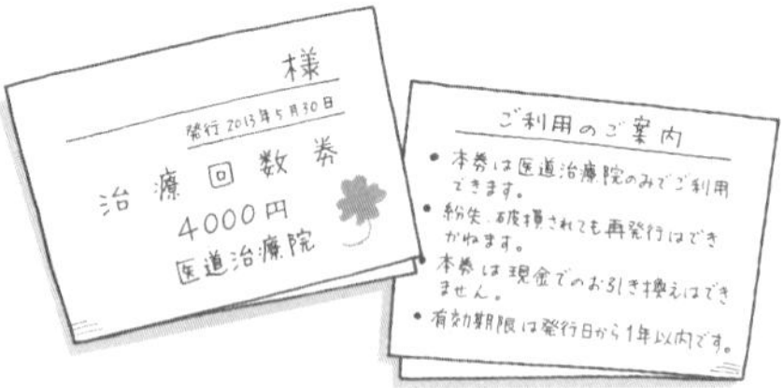
様
発行 2013年5月30日
治療回数券
4000円
医道治療院
ご利用のご案内
• 本券は医道治療院のみでご利用できます。
• 紛失、破損されても再発行はできかねます。
本券は現金でのお引き換えはできません。
• 有効期限は発行日から1年以内です。

ポイントカード

印刷業者に頼むと作成に数万円かかるが、つくる手間を考えると、依頼するメリットは大きい。こちらにも利用できる治療院名、紛失、有効期限に加えて、ポイントがたまったときの特典を明記しておこう。スタンプと同時に施術者名を入れる場合もある。

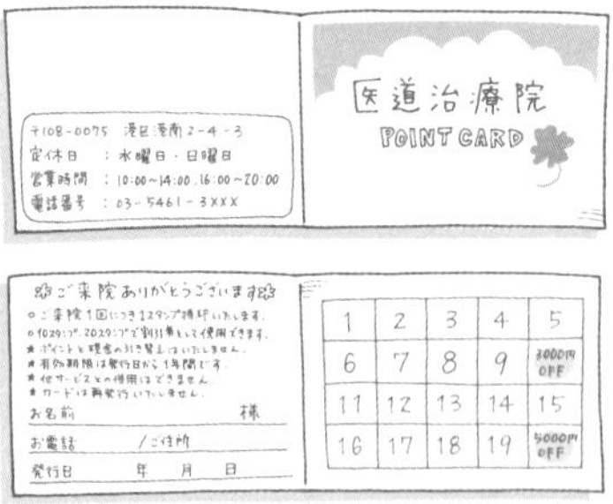

survice

2

院内説明

初診の患者にとって初めての治療院は緊張するもの。そんなとき、治療方針や治療院で受けられる治療内容の一覧、スタッフの写真などが貼られていると安心する。

「フィッシュ！哲学のススメ」（p.4）のところで紹介したように、手書きや飾りつけも織り交ぜると、さらに親近感が増して好評だという。患者の声や、不妊治療で子供を授かった患者の写真などを貼っておくのも１つの方法だ。

施術者紹介

施術者紹介の際は趣味や好きな食べ物なども記載して、親しみやすさをアピールする。

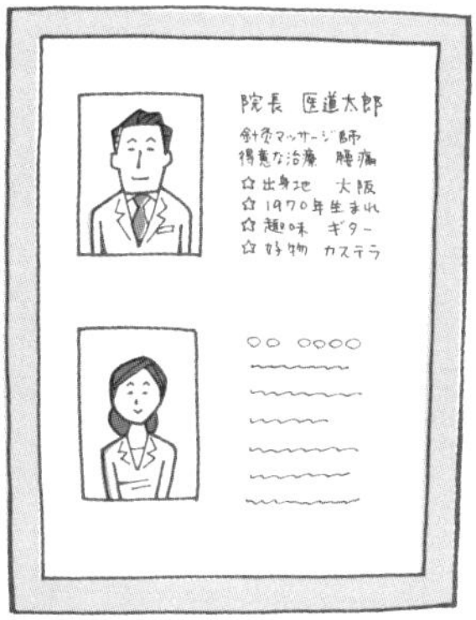
院長 匡道太郎
針灸マッサージ師
得意な治療 腰痛
☆出身地 大阪
☆1970年生まれ
☆趣味 ギター
☆好物 カステラ

患者さんの声、子供の写真

患者の「治った」という声や、治療で元気になった子供の写真などをディスプレイする。患者は待合室で意外とそういったものに目を通すものである。

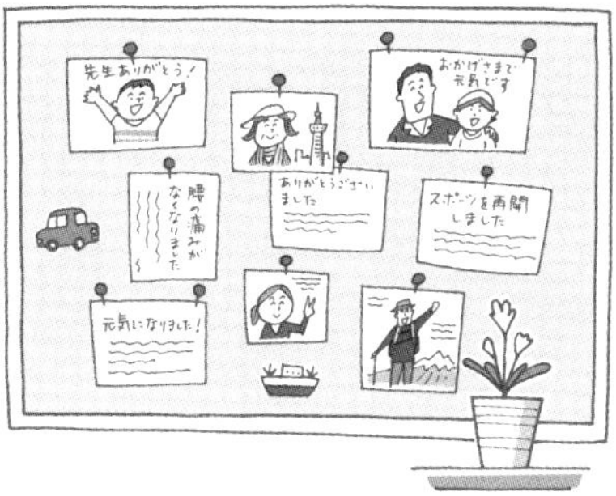
先生ありがとう！
おかげさまで元気です
腰の痛みがなくなりました
ありがとうございました
スポーツを再開しました
元気になりました！

survice

3

足湯

デイサービス（通所介護）などで、取り入れられているサービスの１つに足湯がある。これは高齢者に人気が高く、オイルマッサージ治療院などではサービスとして施術の前に提供するところも少なくない。

鍼灸院・整骨院などでは、待合室に設置すると管理が大変なので、治療後のリラックスのための希望者のみのサービスとして導入をおすすめする。足湯の際、自慢のハーブティーや漢方茶を提供すれば、さらに満足度は上がるだろう。ただし、くれぐれも感染や温浴による疾患の悪化などには注意したい。

ヨモギ蒸しやゲルマニウム温浴より低価格で導入できる足湯。器具は１万円以下～数万円のものが市場で販売されている。レトロ感を打ち出すなら、たらいなどを使用するという方法もある。

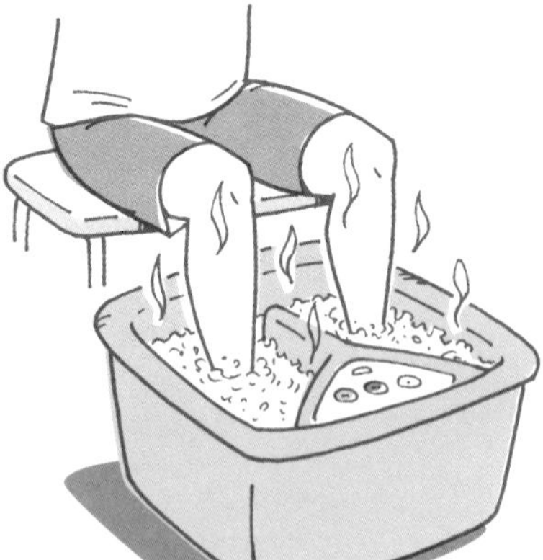

survice

4

健康講座

地域密着型の治療院にとって大事なのは地元の方々との交流だ。地域の清掃ボランティアに参加したり、お祭りを手伝ったりすることは、経営のみならず、施術者自身にとっても有意義な体験になるだろう。

そんな中、院内のスペースを生かして、健康イベントを開催する治療院も増えてきている。お灸、季節の養生、漢方、スキンタッチなど開催されている講座も幅広い。

大事なのは営業や仕事の一環と思わず、自らが楽しんで行うことである。施術者のポジティブなエネルギーはどこかでいい効果を波及させるに違いない。

健康講座はサービスなので、無料やリーズナブルな値段で行われることが多い。開催規模や時間、頻度など、大事なのは患者、施術者ともに無理をしないことだ。告知は院内でのチラシ配布やホームページなどを活用する。

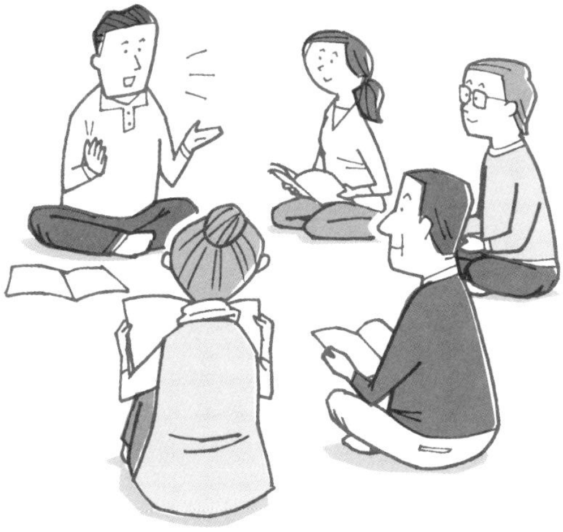

survice

5

漢方茶、ハーブティー

治療院で物販を販売することは、経営上プラスになることが多い。よく販売されているものとしては、登録販売者の資格を持っている治療家なら漢方薬、テーピングテープ、サポーターなどがある。最近では、ジュエリー風の耳つぼなども売られている。

ただ注意したいのは、押し売りにならないようにして、本当に患者のためになるかよく考えることだ。商品を売る際、商品そのものをアピールするより、商品を使ったユーザーの声を紹介するほうが効果的だとする調査もある。

漢方茶

販売するのに敷居が低いものとして、施術者自身が愛用していたり、院内のサービスで提供していたりするお茶（漢方茶）がある。できれば知り合いの漢方薬剤師や業者などに依頼してオリジナルブレンドのものを提供すると喜ばれるだろう。

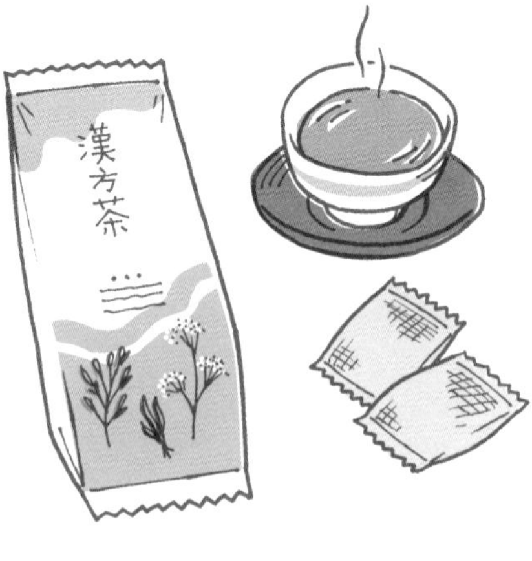

survice

6

アクアリウム

院内に何を置くかで、院内の雰囲気は変わる。子供から高齢者まで幅広い患者に安心感を与えるものにアクアリウム（熱帯魚などを飼育する水槽）がある。ただしそうは言っても、院長の仕事は多忙を極めるため、魚の世話や水換え、苔取りなどには時間を割くのは難しい。そんなときは経費に余裕があれば、アクアリウムのレンタルサービスを利用するのも選択肢の１つだ。

業者にもよるが、水槽や魚のリース、定期的なメンテナンスを含めて、月額で貸してくれるところがある（値段は水槽の大きさにより月に１万前後〜数万円と幅がある)。業者は「アクアリウム」「レンタル」などのキーワードで検索することができる。

子供たちには『ファインディング・ニモ』のモデルとなったクマノミ、OLやビジネスマンにはクラゲが人気だという（クラゲ鑑賞セットなどは市販されている)。業者によっては別料金で、魚の指定も可能なところが多い。

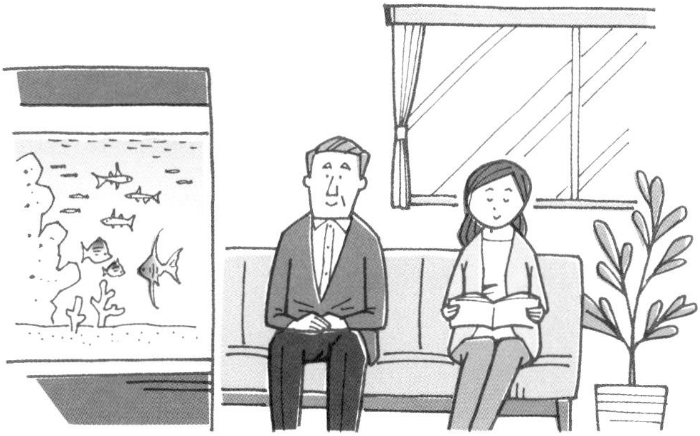

survice

7

生花、観葉植物

前ページのアクアリウム以上に、治療院内で重視されているのが生け花や観葉植物だ。患者は痛みや症状の緩和とともに、癒しやリラックス感を求め、治療院を訪れる。花や観葉植物は患者の心を和ませ、院内を彩るキーアイテムとなっている。

生け花の心得や花の本格的な知識があればベターだが、本格的な生け花ができなくても、定期的に生花を買って、花瓶にさすだけでも院内の雰囲気は一変する。治療院によっては、日替わりで花を変えるところも少なくない。

観葉植物も世話が面倒なら、月額料金のレンタルで借りられることも可能だ。

生花

女性患者が多い治療院では必須の感がある生花。受付カウンターの横に置く場合は、花の名前や花言葉を書き添えておくと、より親密感が増すだろう。

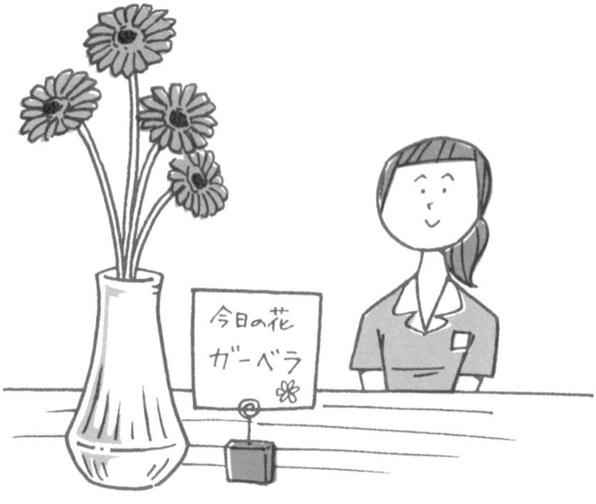

A communication way with the patient

患者さんとのコミュニケーション術

作家／神経内科医
米山公啓

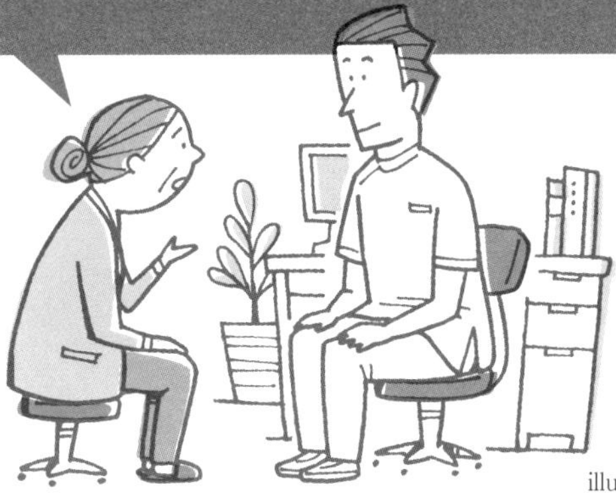

illustration: 中村知史

会話とは何か

いったい会話とはなんでしょうか。自分の思いを上手に伝える方法では一方通行ですし、相手の話をしっかり聴くだけでは、こちらの意見を言えなくなります。

とくに医療における会話は、他の仕事に比べて、より重要なものですし、時にはそれ自体が治療になっていることが多いでしょう。

会話の重要性をもう一度考えてみるべきかもしれません。

脳科学から見れば、会話はタイミングなのです。「間」がいいとか、上手な「間」という言い方をしますが、この「間」の取り方こそ上手な会話と言えるでしょう。

言語中枢は左脳の前頭葉にありますが、会話のタイミングを取る場所も同じところにあるのです。つまり、相手の話を聴きながら、言葉を前頭葉のワーキングメモリーに一時的に貯めておいて、相手が話し終わったと思った瞬間に、今度は自分がしゃべっているわけです。会話中には脳は非常に活性化して高度な脳の使い方をしています。

しかし、そんなことを意識することはまずありません。無意識のうちにタイミングを測りながらしゃべっているわけです。

相手の話が終わらないうちに、自分がしゃべれば、相手の話を遮ることになって相手の心象を悪くします。逆に話すタイミングがずれると、空気が読めないなどと言われてしまいます。

この脳の持つタイミングは、やはりいろいろな人と会話をしながら、学んでいくしかありません。

会話上手になるには、まずは、会話のタイミングがあることを意識してみましょう。話し上手な人の「間」を学んでみるのです。意識すれば、このタイミングは改善することができます。

聴く前にすべきこと

会話の基本はまず聴くことです。患者さんからの苦情で一番多いのは、先生が説明してくれないとか、話を聴いてくれない、聴く雰囲気がないというものが圧倒的に多いようですし、私のところに来る患者さんも、病院の医師たちが忙しそうにして、まったく話を聴いてくれる雰囲気がないと言います。

電子カルテになって、診察室の上にはパソコンとキーボードがあって、患者が何かを言うと、医師はキーボードで入力することになり、そこには普段の会話は成り立ちません。

とても“親身に患者さんの声に耳を傾ける”というような環境にならないのです。

ＩＴ化になり、かえって会話をする時間が減ってしまったというのは、

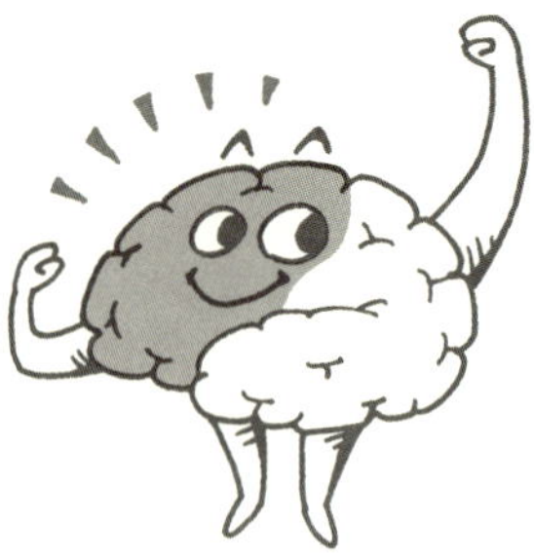

本末転倒としかいいようがありません。

私は診察室の机の上には何も置かないようにしています。ノートパソコンはありますが、それは個人用で医療用ではありません。

「さあなんでも話してください」と言う前に、診察室の机を綺麗に整頓しておくべきでしょう。うずたかく積まれたカルテなど見ると、患者さんは「混んでいるので長話は申し訳ない」と言って、早く出て行ってしまいます。

つまり、患者さんから話しを聴くには、聴く側のゆったりとした雰囲気作りがまず第一です。

時間に追われると、こっちで時間をコントロールしたくなります。「はい、ではまた」と言って、患者さんの会話を切ることが多くなります。“十分に時間がありますよ”という姿勢を見せなければ、患者さんは本音を話そうとはしません。患者さんの声に耳を傾けるのはもちろんですが、まずはこちらに余裕のある

姿勢と雰囲気を作るべきでしょう。

自分の意見を言う前に

会話というのは、どうしても自分の意見を言いたくなるものです。とくに医療関係者は自分が優位な立場にいると勘違いをしてしまっているのでしょう。

だからどうしても、指導的な意見、あるいは独断的な発言になりやすくなり、そこには会話が成立しにくくなります。

患者さんの意見を聴く、言葉に耳を傾けるということは、まず黙って相手に話をさせるということです。

5分間相手の話を聴いてみましょう。それだけで相手に対するイメージはずっとよくなってくるはずです。どうしても、すぐに自分の意見を挟んでしまいますが、そのときも一瞬「間」をおいて、反対意見などは直感的に言わないようにしましょう。そのほんの一瞬の「間」が相手には、話をよく聴いてくれる先生だという印象を強くするはずです。

新しい情報を持っているか

常にまわりに人が集まる人というのは、話がうまいというだけではありません。

話題が豊富で、情報が新しいことが重要なのです。医療ではそんなことは必要ないと思うかもしれませんが、患者さんはいつも同じような話しかしない先生に対して、次第に興味を失ってしまいます。

医療は常に進歩し、テレビなどのメディアからは健康情報があふれています。新しい情報を常に持っていることで、人を惹きつけられるのです。そのためには、積極的に新しい情報を手に入れることです。それは単にネットで検索したというレベルではだめでしょう。実際に講演を聴く、体験する、講習を受けるなど、お金を出して得る情報に価値があるのです。価値のある情報はそれなりの努力をしなければ得ることができません。

ジョークが言えるか

相手が笑うことは、共感していることの第一歩です。同じ話題で笑うことができれば、共感していることを示しています。そうなれば、相手の緊張感を取ることができ、信頼関係もつくりやすくなります。

会話の上手な人は必ずジョークを入れます。自分の得意なジョークは必ず持っているようにしましょう。

だじゃれでも決して相手は悪い気はしないものです。ただし、ここで重要なことは、きちんと相手を見てジョークを使うということです。

誰にでも通用するジョークというのは難しいものですし、そのタイミングはさらに難しいものです。

ジョークを言える仲というのが重要ですが、まずは雑談をしていくことから始めるべきです。

日常の会話ができてこそ、ジョークを言っても理解してもらえるというものです。

社会情勢、テレビ番組のことなんでもいいので、医療以外のことで会話を進めていくことも大切です。いつ行っても、医療のことしか言わないというのでは、雑談は成立しません。先生に余計なことを言っては申し訳ないと思っている患者さんも多いものです。自分からまったく関係のない話をしてみましょう。

たとえ話をしているか

話のわかりやすさに必要なことは、具体的な例を挙げることです。これは病気や治療法の説明であろうと同じです。自分はわかっているので、ついつい説明口調になってしまうものです。相手がいかにわかっていないかを理解することが、次第に難しくなってしまいます。

いくら科学的な話をしても、相手には響きません。“こんな人がいました”とか、“私の経験ではこんなことがあります”という話こそ、具体的でわかりやすく、説得力があります。結局、いかに経験を積んでくるかとも言えます。日常の診療で経験することや患者さんの訴えを、自分の大切な情報として記憶していくことが、具体例を言うときに役立ちます。

共感する時間と考えるべき

共感するとき、相手も自分の考えを理解し始めていると思うべきでしょう。一方的な話は、自分の都合で話を進めているだけで、相手には届いていません。共感する時間を作る、あるいは自分が共感してみせる。ここが非常に重要です。

「腰が痛い」と訴えたら、「この治療をします」というのでは、会話になっていません。その間に共感する気持ちを入れることで、まったく違った印象を持つようになるものです。つまり「大変ですね、痛みはいやですよね」と言うだけで、会話として成立するのです。患者さんを多く見てくると、患者さんの訴えに対して感覚的な麻痺が出てきます。いくら相手が痛そうにしていても、病気だからしょうがないだろうという視点になってしまうのです。患者さんにしてみれば、病気の症状は個別的な経験であり、初めての経験なのです。そこに共感することが、相手を思いやる会話になるわけです。相手の言葉をまず繰り返してみましょう。「痛いですか？　つらいですか？」それだけでいいのです。共感してくれる人と、単に反射的な返事だけをする人では、患者にしてみればまったく違う人に見えるでしょうし、一緒に心配してくれるということを患者さんは求めているのです。

上手な話の終わり方、切り方

診療をしていると、話の長い方に必ず会うでしょう。またいろいろなところに話が飛んでしまい、なかなか自分の病気の話にならないことなどもあるでしょう。そんな場合はやはり相手に十分に話をさせるしか満足させる方法はありません。ただ一度、いろいろ話を聴いてしまえば、次第にこちらの気持ちや状況をくみ

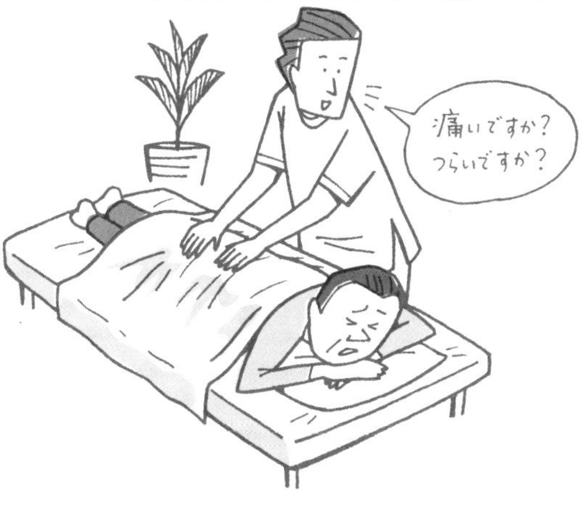

取ってくれるでしょう。忙しそうにしていれば、次回は、早く話をやめてしまうものです。

相手は話を聴いてくれないということに、苛立っているのですから、とにかく一度でいいから話をじっくり聴いてあげることです。あるいはこちらから質問して、早く話が終わるように誘導してもいいでしょう。そこで無理に話を打ち切るような言い方は、かえって話を長引かせてしまいます。つまり信頼関係を築けば、いつも長話を聴かなくてもよくなるのです。また自分のことばかり語って話が長い場合は、はっきり言ってしまうことも必要です。つまり、「今日は患者さんが多くて忙しいので、もう少し話を短くしてしゃべってください」と言い切ってもいいでしょう。いけないのは「はい、わかりました」と遮ってしまうような言い方です。あくまでも聴く気持ちはあるが、今日は忙しいと言えばいいのです。毎回それではダメですが、こちらの状況を教えることも重要です。お互いが理解し合うことで、スムーズにいくわけです。

話し上手が不愉快に感じるとき

話し上手の人でも、患者さんが不愉快に感じるときがあります。それ

は自分のペースでしゃべれることをいかにも能力があると勘違いしてしまう場合です。相手の話を十分に聴かないまま、自分のペースでつい話を続けてしまう人などが典型です。確かに話はうまいのですが、決して会話になっていないのです。とくに医療での会話というのは、何も上手な会話をする必要はありません。あくまでも患者さんの満足度が上がらなければ意味がないのです。

上手に会話をしていなくても、会話に温かみがあって、つい患者さんが本音を言ってしまうなど、人柄のでる会話には、みな共感できるものです。

会話上手はかえって危険なこともあるのです。それはベテランになればなるほど、危険が伴ってきます。

自分を磨くことが会話の上達法

会話が上手になるには、会話のテクニックだけ学ぶということではだめでしょう。自分自身を人間として磨いていくことがどうしても必要になります。感情移入して、相手の言葉に心から耳を傾けられるようにならなければ、決して会話が上手いということにはなりません。そうなるために必要なのは、患者さんの苦しみや訴えをどこまで本当に理解しているかということでしょう。

私たちは、同じような患者さんの訴えに慣れてしまいます。しかし、その訴えは患者さん一人一人の問題です。そこを理解できなければ、いくら会話のテクニックを磨いたところで、うわべだけのものに過ぎません。医療を経験していくということは、それだけ患者さんの大変さをいかに理解していくかということです。そこから生まれた会話、意見こそ、本当の会話術に必要なものでしょう。

そのため常に自分を冷静に見る、もう一人の自分を作り出す必要があります。鳥瞰的な視点で自分の仕事での行動、発言を眺めて、初心を忘れないことが必要なのではないでしょうか。

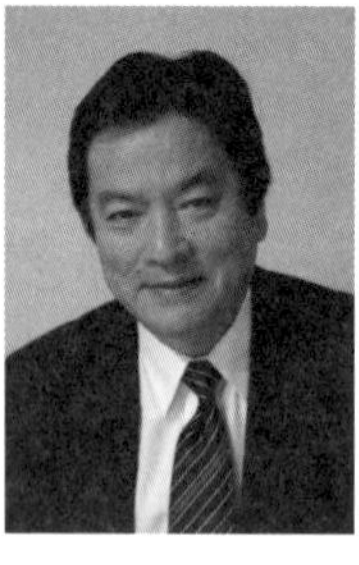

PROFILE

作家／神経内科医　米山公啓氏

1952 年山梨県生まれ。聖マリアンナ医科大学医学部卒業、聖マリアンナ医科大学第2内科助教授を 1998 年2月に退職。本格的な著作活動を開始。現在も週に4日、東京都あきる野市にある米山医院で診療を続けている。年間 10 冊以上のペースで書き続け、現在までに 260 冊以上を上梓。講演会、テレビ・ラジオ出演、テレビ番組企画・監修をこなしている。日本老年学会評議員、日本脳卒中学会評議員、NPO日本サプリメント評議会代表理事、NPO　日本ブレインヘルス協会理事

主な著作：『脳が若返る30の方法』（中経出版）、『健康という病』（集英社新書）、『誰とでもスラスラ話せる会話術』（iPhone アプリ）

異業種に学ぶ経営のヒント

Let's make the clinic better
with wonderful staffs!

人材育成のヒントを
教えてくれるのは
黒岩功氏

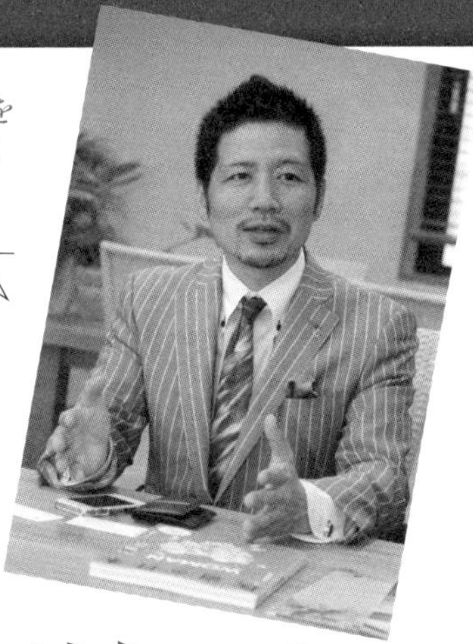

レストラン「ル・クロ」に学ぶ人材育成術

飲食業界で働く人の多くは、「自分の店を持つ」という夢を持っており、そのためにキャリアアップのチャンスを求め、数カ月〜数年単位で、職場を転々とするのが一般的だという。そのため優秀な人材はいつかず、新人は育ったと思ったら店を出ていき、つねに人材難に苦しむ問題を構造的に抱えている。なんとなく鍼灸マッサージ業界と似ていないだろうか？

そんな難題を独自の人材育成術で解決しているのが、レストラン「ル・クロ」の黒岩功氏である。ここでは黒岩氏の著書『また、あの人と働きたい　辞めた社員が戻ってくる！　人気レストランの奇跡の人材育成術』（Ｎａｎａブックス）から、鍼灸マッサージ業界に役立つメソッドをピックアップ。人材育成の参考にしていただきたい。

illustration：中根ゆたか
企画協力：Ｎａｎａブックス

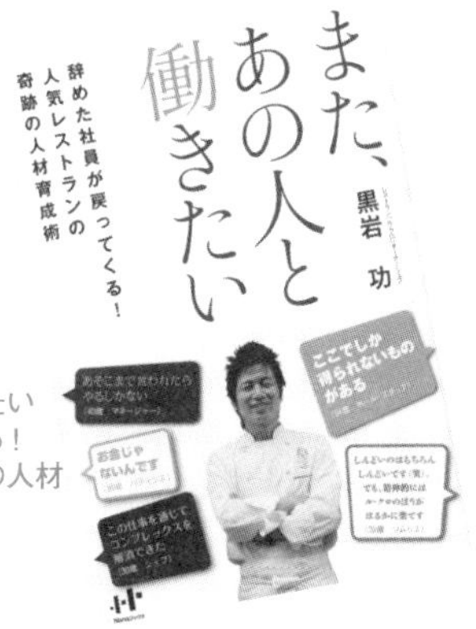

『また、あの人と働きたい
辞めた社員が戻ってくる！
人気レストランの奇跡の人材育成術』

management: 1

組織まるごとで「お客さまの満足とは何か」を確認する！

黒岩氏のレストラン「ル・クロ・ド・マリアージュ」では、週末のレストランウェディングに備え、火曜日は営業せず丸１日ミーティングにあてているそうです。

何を行っているかと言うと、ウェディングプランナー、シェフ、マネージャー、ほかスタッフら全員の前で責任者が週末のカップルに関する情報を話します。その内容は、家族構成だったり、２人の結婚式の思いだったり、左利きであることなど、事前にわかっている情報はすべて共有し、スタッフ全員が式を挙げる２人のことをイメージします。

そこには２人の写真も置かれ、２人のために頑張ろうという気持ちを確認するのだと言います。お客様と接することのないシェフも参加するそうです。

治療院でも、自分の担当の患者さんのことはよくわかっていても、あまり治療したことのない患者さんの情報は知らないということが多いはずです。毎朝のミーティングで、その日に来院予定の予約患者さんの情報をスタッフで共有することできっと対応は変わるはずです。

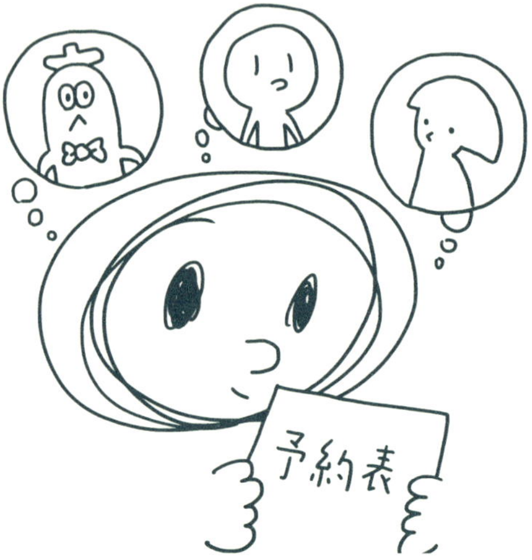

management:2
すべてのお客さまにおうかがいを立てる

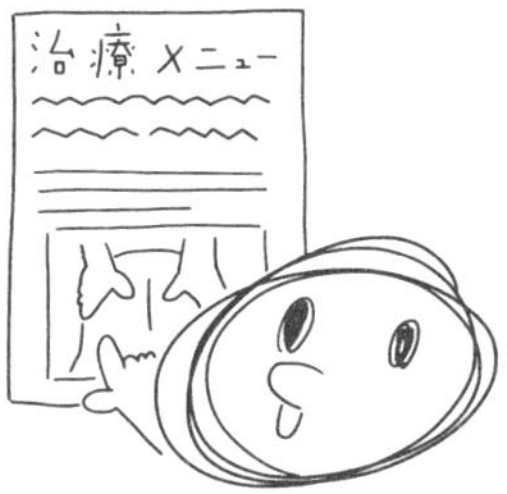

前述の「ル・クロ・ド・マリアージュ」では、招待状と一緒にメニューをお送りして、数十種類の料理の中から好きなものを選ぶことができます。つまり、自分好みのコース料理がウェディングの席上で食べられるシステムになっているそうです。

治療院ではともすれば治療者が治療法を決めて患者はそれに従うような形になってしまいがちです。インフォームド・コンセントの概念が普及していますが、患者は他の治療の選択肢を知らないことも多々あります。

治療院でもすべてのテクニックを写真や図解で紹介するのも1つの手かもしれません。

「なんでそんな手間なことをやらなあかんねん」と反発が出ることを承知の上で、黒岩氏は「お客さまの満足のためにこのサービスをするべきだ」と指摘しています。選べる内容より、選べること、その親切心がサービスなのだと思われます。

management:3
すべてのお客さまを自分の家族だと考える

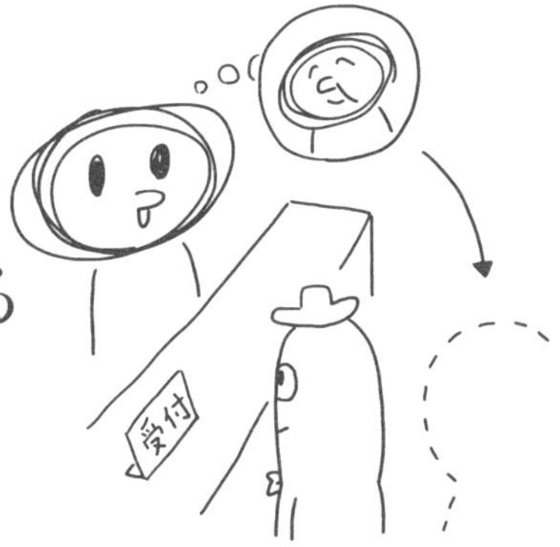

閉院したあとの患者を治療するか否か。ここは意見が分かれるところでしょう。黒岩氏のレストランではオーダーストップした後に来店したお客さまに対しても、食材が残っていれば、入店を断ることはしないそうです。その判断基準が「自分の親がお店にやってきたらどんなふうに振る舞うか考えて、同じことをお客さまにもすればいい」というものです。

患者を親と思って治療する。その心意気は対応の違いにきっと表れるでしょう。

management: 4
逆算思考でスタッフの目標達成を後押し

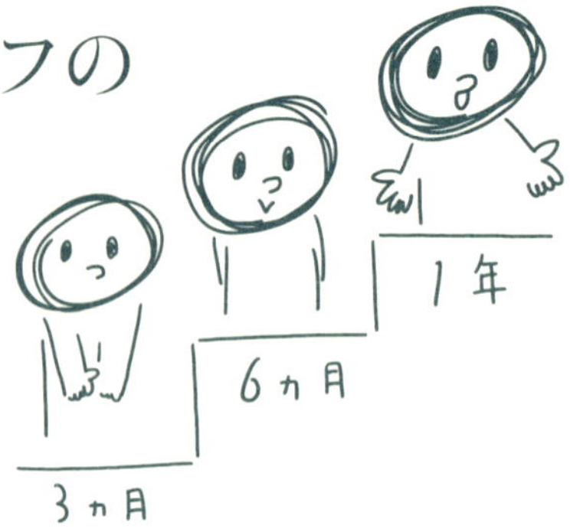

飲食店も治療院もスタッフが独立を目指しているのは同じです。ならば、独立までに何をすべきかを「逆算」し、独立という高い目標を小さな目標にブレイクダウンしていくことが大事であると黒岩氏はいいます。

院長だけでなくスタッフの質が経営のカギを握ります。スタッフには早く仕事を覚えて、一人前になってほしいと思いながらも、優秀なスタッフには辞めてほしくないという気持ちがあります。ならば、3カ月、6か月、1年目、2年目と独立までの道筋を示してあげるのも治療院運営のコツとなるでしょう。スタッフがうまく回る流れができれば、採用に頭を悩ませる時間が減るはずです。

management: 5
すべての取引先を大切にする

前述のように、「自分とかかわる人間はすべて家族」。これが黒岩氏の哲学です。黒岩氏のレストランでは配達員が来たら、「ご苦労さま」「ありがとうございます」のお礼を言うことを徹底しているそうです。そこでは、決して業者扱いすることは許されていません。「今日も気持ちよく仕事ができるか」どうかが基本なのです。

我々はお金をもらう関係を主従関係として見てしまいますが、その関係はあらゆるシーンで逆転します。居丈高な態度を人は見逃しません。心からの感謝が患者の輪を広げていくことになるのではないでしょうか。

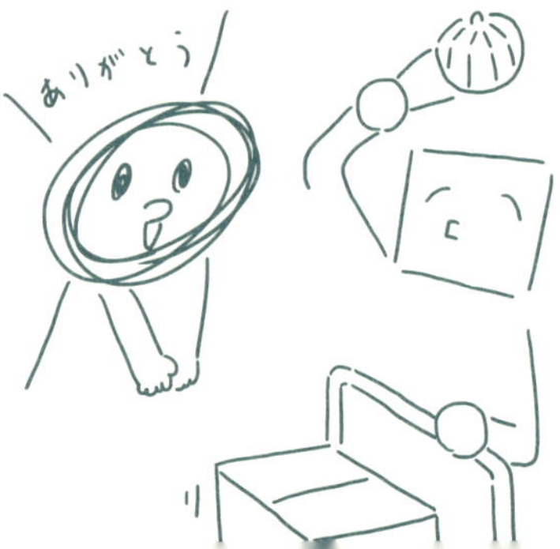

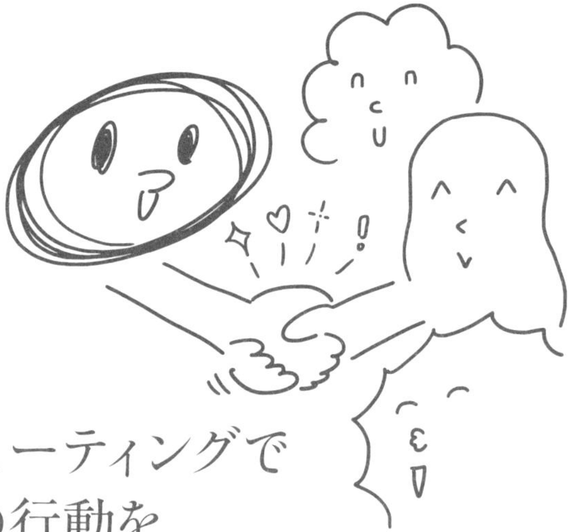

management: 6

毎日のミーティングでその日の行動を徹底的に振り返る

ミーティングを大事にしている黒岩氏のレストランでは、業務終了後、その日を振り返る作業を行っています。ただ振り返るのではなく、その日来店したお客さまの名簿を見ながら、1組ずつ、そのお客さまが満足していたかを検証するのです。

「本日3番テーブルでご予約だった田中さまは、お連れさまがお誕生日だったということで、メッセージを添えたバースデイケーキをお出しした。大変喜んでいただいたが、ほかにもっと誕生日らしいサービスも可能だったのではないか」

こういったことを振り返るといいます。

治療院でも終業後のミーティングは大事になってきます。ヒヤリハットのインシデントはなかったか、治療の効果はどうだったか、対応に問題はなかったか。

もちろん院長がスタッフを叱ることもあると思います。そんなとき役に立つのが握手です。黒岩氏がスイスで修業しているときのリーダーが握手をする人だったそうです。握手をするとわだかまりが解け、スタッフの身体の調子などもわかると言います。

ぜひ実践して、チームワークを高めていただければと思います。

治療院の条件いろいろ比較

開業するにあたって、誰もがいろいろな条件のもと、物件を探すだろう。
その地域に同業者がどのくらいいるか、その街に住んでいる人の傾向、
治療院の広さや交通の便など、立地条件によって治療方針が変わってくることもある。
ここでは、物件探しの基本となる交通の便、
治療院が入るビルの階数、営業時間、診る患者層の4つを取り上げ、
「駅近治療院 VS駅遠い治療院」や「ビルの1階 VS 2階以上にある治療院」、
「早朝営業治療院 VS 深夜営業治療院」、「幅広い年齢層を診る治療院 VS 患者層を絞って診る治療院」の形で、それぞれを実践している治療院に取材し、その長所、短所を聞いた。
その条件によって、いろいろな工夫をしているので、参考にしてほしい。

駅近治療院 VS 駅遠い治療院

近 東京都練馬区　越石鍼灸院
越石まつ江氏

Q1 駅からの距離を教えてください。徒歩何分くらいかかりますか？

駅からは歩いて30秒もかかりません。西武池袋線の桜台駅の真ん前にあります。東京都練馬区なのですが、ここは都内にもかかわらず、静かなのんびりした街です。都心から少し離れれば、駅前でもこういった街は結構あるのではないでしょうか。

Q2 どういうときに駅から近くてよかった、と思われますか？ また困ったことなどはありますか？

なんといっても雨の日もほとんど濡れずに、気軽に寄っていただける点が

喜ばれます。桜台は東京にしては田舎の町なので、駅前でも人の雑踏や車の騒音もあまり聞こえません。それでも患者さんにはゆったりくつろいでいただくために治療院の窓と外壁を２重にしました。おかげで騒音だけでなく、冷暖房費も節約できます。駅から近くて困ったことは特にはありません。

Q3 駅から近いということで、気をつけていることや工夫されていることはありますか？

患者さんの多くは、徒歩か自転車で来院されます。都心からの患者さんに対しては、駐車場を治療院のとなりに２台確保しています。ですが、１番大事なことは、駅から近いとか遠いとかにかかわらず、自分の性格にあった患者層が住んでいる地域で開業することだと思います。自分が庶民的な性格なら、きどらない人が住んでいる地域を選ぶ。自分の性格にあった患者層をターゲットにすることが治療院の場所を選ぶ大切なポイントだと思います。

遠

神奈川県大和市　大和鍼灸接骨院
徐大恆氏

Q1 駅からの距離を教えてください。徒歩何分くらいですか？

治療院は小田急線、相鉄線の大和駅から、徒歩15分くらいです。

Q2 患者さんはどのような交通手段を使って来院されますか？

患者さんのご自分の車が６割、電車と徒歩でいらっしゃる方が１割、自転車でいらっしゃる方が１割です。その他に駅からバスやタクシーでいらっしゃる方が２割です。

Q3 駅から遠くてよかった、と思うときはどんなときですか？

遠くてよかったと思うときはありません。でも、うちは先代から自宅兼治療院なので、地域密着型でやっています。ご近所の方が体調を崩したときに頼って受診してくれたり、知り合いを紹介してくれたりで、輪が広がり、助けられてやっています。

「この場所でよかった」と思うときは、治療院が大きな道路沿いにあるので、車で来る方には、わかりやすいということです。

Q4 駅から遠くて困ったことや不便したことはありますか？

電車で来られるかたには、ご不便をおかけしてしまいます。身体が痛い方、体調が悪い方、車椅子でいらっしゃる方、天気の悪い日に通院される方などは、タクシーをご利用になり、交通費をご負担いただいてしまいます。

Q5 駅から遠いということで、気をつけていることや工夫されていることはありますか？

手の空いているスタッフがいれば、治療の終わった患者さんが数人集まったところで、駅まで送ります。また帰りにタクシーが必要な方には、タクシーを呼んで差し上げています。

また、治療院にはバスの時刻表を貼ってあります。そして天気が悪い日には通うのが大変そうな患者さんにお電話して、「他の日に変更しましょうか？」とうかがうこともあります。

治療院のホームページには、写真つきの道順地図を載せています。そして駅からの道路わきにある電柱に治療院の位置を示した小さな看板を貼っています。

ビルの1階にある治療院 VS 2階以上にある治療院

1階 東京都品川区　鍼林浴
笠原章弘氏

Q1 患者さんの年齢層、男女差、多い疾患を教えてください。

患者さんの年齢層は20代～40代の女性が全体の7～8割を占めています。疾患では自覚症状としましては肩こり、腰痛が多いですが、精神的ストレスによる筋緊張で内臓機能低下や不眠症などの方も多いです。

Q2 治療院を1階にしたことで、よかったことや便利なことを教えてください。

1階にあると通行人には看板となるので一番よい広告ではないでしょうか。治療院の中の様子もわかって患者さんも安心して入りやすいですし、階段やエレベーターに乗らない分、楽なので入りやすいと思います。それから患者さんに駅からの道順を説明しやすい、わかりやすいといったことがあります。

Q3 治療院が1階にあることで、困ったことや不便したことを教えてください。

治療院の前が道路で、通学路にもなっているので、学校の行き帰りの子どもたちの声や車の音が耳触りになるといったことはあります。BGMを流してなるべく患者さんの気にならないようにしています。またほこりが入って来やすいので床がよごれやすいです。

Q4 治療院が1階にあるということで、気をつけていることや工夫されていることはありますか？

気をつけていることは、治療院の前のレイアウトです。ずっと同じにしているとあきられてしまうので、看板の素材を変えたり、ベンチを置いたり、半年に一度くらいイメージチェンジを行います。鍼灸はどうしても「古臭い」イメージがあるので、それを打破したいと思い、若い人に受けるよう、なるべく内装も病院っぽくならないようお洒落にして、鍼灸“院”というよりは鍼灸“サロン”を目指しています。また入り口は曇りガラスで見えにくいのですが、中の様子がわかるよう、天気が良い日はドアを開放し、待合室と奥が少し見えるようにしています。

2階以上 神奈川県横浜市　鍼灸 仲町台治療院
今高美奈子氏

Q1 患者さんの年齢層、男女差、多い疾患を教えてください。

患者さんの年齢層は様々で20代～80代ですが、一番多い年齢層は30代～50代でしょうか。男女の差は施術を女性が行っているので女性患者さんが多いです。しかしその女性のご家族も来院されるので、男女比6:4くらいでしょうか。

多い疾患は肩こりや五十肩のような肩の疾患、腰痛、婦人科疾患、不妊、鬱、まれに膠原病。心の状態も整えないと根本がよくならないと考え、心の面からも取り組んでいます。

Q2 治療院を２階以上にしたことで、よかったことや便利なことを教えてください。

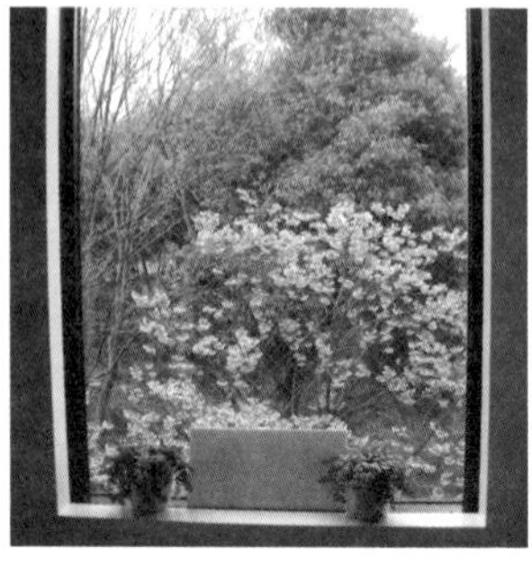

よかったことは足音、人の声が聞こえにくいという点です。患者さんは身体の疾患を治すために来院されますが、癒しも求めていらっしゃいます。治療する側の集中力を保つことも、そして患者さんの癒され度も静けさや環境によって大きく左右されます。

ここではカナダの環境音楽家Dan GibsonによるCDを多数使用していますが、大切なのは静けさとそれを保つ環境です。幸いなことにここ仲町台は自然に囲まれた素晴らしい環境の街です。しかも治療院はその緑道に面しており、窓からは素晴らしい景色を治療中も眺められるようになっています。

Q3 治療院が２階以上にあることで、困ったことや不便したことを教えてください。

困ったことは3階までのビルなのでエレベーターがないことです。足の不自由な患者さんに2階まで上がってきていただくのがお気の毒で、ビルのオーナーに頼んで階段に手すりをつけてもらいました。ですから安全ではあります。

また、1階の玄関にガーデニングをしています。夏は特に花の水やりに朝晩バケツに水を入れておろす作業が、往復4、5回あります。水は重いですが、お花はきれいですし、癒し効果も抜群です。

Q4 治療院が２階以上にあるということで、気をつけていることや工夫されていることはありますか？

気をつけていることは、場所をわかりやすくするということです。インターネット、SNS（social networking service：ソーシャル・ネットワーキング・サービス）の時代なので、遠いところからも患者さんは来院されるので、土地勘がなくてもたどり着ける工夫が必要です。ホームページも自分でつくりましたが、わかりやすく、そしてこの街の紹介も織り込んだ地図を載せました。そしてビルの近くに来たらよくわかるように、自分でロゴを作成し、旗会社に作ってもらった治療院の旗を2階から出し、わかりやすくしました。

早朝営業治療院 VS 深夜営業治療院

早朝 東京都練馬区　鍼・灸・指圧 弘明堂治療院
坂井秀雄氏

Q1 なぜ、早朝営業するようにしたのですか？

今は7時半から営業していますが、開業当初は10時スタートでした。そのうち、患者さんのほうから「もう少し早くからやってくれたら助かるんだけど」と言われることが多くなり、だんだんに営業時間が早くなりました。治療院にはいろんな患者さんがいらっしゃいます。繁華街だったら深夜営業しているほうがその土地の人に喜ばれるし、住宅地だったら朝早くから営業しているほうが喜ばれる。その地域の人たちにあった営業時間にすることが大切だと思います。そして自分自身にあった営業時間にすることもとても大切です。

Q2 早朝営業することのよい点を教えてください。

朝早くにいらっしゃる患者さんは、仕事前に治療したい人と、ご高齢の人の2つに分かれます。朝早い人は治療に熱心でまじめなので、常連になる患者さんが多いです。それに私自身が朝早く起きることが大好きなので、自分的にもとても都合がよいです。

Q3 早朝営業していて困ったことや大変だったことを教えてください。

私は早起きが好きなので、特に困ったことや大変なことはありません。1つ提案なのですが、昼間を休んで、早朝と深夜に営業をしたら、結構流行るのではないかと思います。

Q4 早朝営業することで気をつけていることや工夫されていることはありますか？

身体が基本なので、朝５時に起きて15分ヨガをやっています。夜も15分やっています。他にも食養を40年間続けています。

深夜 東京都新宿区　たいむ鍼灸院
宮原隆氏

Q1 なぜ、夜遅くまで営業するようにしたのですか？ 19時以降の患者さんは平均すると何割くらいですか？

私の所は午後２時～夜12時まで営業しているのですが、患者さんの半分は19時以降に来院されます。開業して７年になりますが、中井という西武池袋線と大江戸線の乗り換え駅にあるので、19時以降の患者さんは、乗り換えされる方々が多いです。地元の人は23時以降になると多くなります。

開業当初は10時～20時までの時間帯で営業していたのですが､あまりぱっとしなかったので、朝６時からの早朝営業と12時までの深夜営業にスタッフを分けて営業してみたんです。そうしたところ、夜のほうが断然患者さんが多かったので､深夜営業に移行したのです。患者さんの男女比で行くと､３：７で女性のほうが多く、年齢的には20代～30代の女性が多く、22時以降になると男性が増えます。

Q2 夜遅くまで営業することのよい点を教えてください。

この周辺では他に夜12時までやっているところがないので、患者さんが他の治療院とかぶらないし、深夜までやっているという治療院の特徴も出せます。また午後２時からの営業なので、午前中は自由な時間がとれるため、役所や病院に行くときなど、とても便利です。

治療家というのは年齢が若いと経験が少ない分「大丈夫か？！」と患者さんに思われてしまいがちなのですが、夜遅くに来院される患者さんは若い方が多いため、治療さえきちんとできれば、それほど年齢は気にならないようです。それよりも若いことで話しやすいと言ってくださる患者さんも多いです。ですから、学校を卒業してすぐに開業といったときは、深夜営業はよいかもしれません。

Q3 夜遅くまで営業していて困ったことや大変だったことを教えてください。

夜なので、暗くて看板を道に出してもあまり効果がありません。ですので看板についてはライトアップしているくらいです。その他では夜遅いため、最初は生活のリズムに慣れるまでが少し大変でした。

Q4 夜遅くまで営業することで気をつけていることや工夫されていることはありますか?

夜遅くまでやっているということを前面に出したホームページを作っています。仕事帰りの若い方をターゲットにしているので、そのホームページを見た患者さんが、仕事帰りにでも寄れるように、インターネットの検索で、すぐに出てくるようにしています。またOLさんが多いため安心して治療が受けられるようにプライバシーの保護に気をつけています。夜遅いので予約制にして患者さんを待たせないように努力しています。

幅広い年齢層を診る治療院 VS 患者層を絞って診る治療院

広い 東京都大田区　山王リバース鍼療院
三浦洋氏

Q1 幅広い年齢層を診ることで、よかったことを教えてください。

「向う三軒、両隣り」から始まり、ご近所の患者さんに来ていただけるような「近くにある」、「通いやすい」治療院が望ましいと考えます。働き盛りの患者さんを治療していて、その親御さんであるおじいさんやおばあさんの病気の相談を受けて来院いただいたり、反対に息子さんやお嫁さんの相談があり、来院いただく。当然子供や赤ちゃんの来院もあります。紹介者が家族ですから、信頼関係があり、治療もスムーズに進みます。それぞれの年齢特性の愁訴で来院いただけるので、リピート率が高くなります。そして臨床経験を積むことで、着実に様々な疾患に対する知識と対応能力が付いてきます。つまり、一時の流行ではなく、地域に根差した治療院づくりができると考えます。

Q2 幅広い年齢層を診ることで、困ったことや大変だったことを教えてください。

鍼灸師になりたての頃は、疾患に対する知識が教科書的なものだけだったので、初めて聞く疾患の患者さんに遭遇したり、典型的な症状や所見を示さない患者さんに遭遇し困惑することもありました。ですから日々勉強ということが大変といえば大変でしょうか。

また、幅広い年齢層の患者さんを診ていると、健康以外の話題のときにジェネレーションギャップを感じることがあります。あまり肩肘を張らずに、逆に年齢の上下関係なく患者さんから教わる姿勢でよいと思います。常に患者さんの話に興味を持って耳を傾けるようにすると自然と患者さんとの会話も弾み、うまくかみ合っていくようになると感じています。

Q3 幅広い年齢層を診ることで気をつけていることや工夫されていることはありますか?

当院はご近所の健康管理の一翼を担うことを心がけていますので、地域の鍼灸師会で作った標語、「週１回、健康管理にハリキュウを」を掲げています。その患者さんの訴えは鍼灸で対応してよいのか、それともいち早く専門医へ委ねるべきなのかの線引きを診察の最重要課題、いわゆるレッドフラッグを見逃さないことに主眼を置いています。また私が学生の頃に川島和義先生(現東日本医療専門学校鍼灸スポーツ学科学科長) から教わった、ご近所の方が当院に来ていただけているかを調べる方法として、来院された患者さんの住所を定期的に地図にマーキングし、状況をチェックしています。

最後に、毎朝、「向う三軒、両隣り」の前の道を清掃しています。ご近所の方に定期的に来院いただける「地域に根差した治療院」を目指すことは、長く治療院をやって行く「コツ」だと思います。

絞る 愛知県名古屋市　鍼灸＆整体 ライフ治療院
松森裕司氏

Q1 患者層を絞って診ることで、よかったことを教えてください。

当院は、心療内科領域の疾患や自律神経失調症などの心理社会的なストレスが関係した不定愁訴を専門に診ています。患者さんのターゲットを絞ると、「患者さんは何を求めているのか」というニーズが把握しやすくなります。臨床の一連の流れの中で、鍼灸師が何を心がければよいのか、明確な方針を導き出しやすく、治療、経営の両面から戦略をたてやすくなります。また、ホームページやチラシなどから効率よく集患できます。というのは、心療内科領域の疾患、自律神経失調症のような不定愁訴の患者さんは、「病院の検査でもはっきりしないし、どこに行ったらいいのかわからない」と訴えられます。そこでホームページやチラシなどで、心身症や自律神経失調症の具体的な症状を明記して、その内容に興味を持った患者さんを募るのです。「患者を引き寄せる」わけです。これは、鍼灸師側からいえば、最も効率的なマーケティング手法だと思います。

そして、自分しかできない専門性をもつことで競合院との差別化ができ、“何かに詳しい鍼灸師”という特色を打ち出すことは、患者さんの信頼を得やすいです。例えば「社会情勢、現代人の思考、PC・携帯電話などのVDT（Visual Display Terminals）の普及」などから患者さんが患いやすい疾患をセレクトして自分に興味がある疾患をターゲットとするとよいです。そしてそのセレクトしたターゲットをもう少し細分化し特化することで、その分野の第一人者になれるかもしれません。特化した分野の第一人者になることは、「流行る」ことと密接にかかわってきます。「流行る鍼灸師」を目指すために、自分にしかできない特化した分野を見つけることが大切だと思います。

Q2 患者層を絞って診ることで、困ったことや大変だったことを教えてください。

当院にはたまにパーソナリティ障害の患者さんが紛れ込んで受診されることがあります。初診時には、体調不良のために受診されているので一見しただけではわかりません。パーソナリティ障害の患者さんは依存性が高く、周囲の人を巻き込む傾向にあります。例えば「この先生は自分に好意的だ」と思うと、相手の気持ちは考えず、積極的に近寄り、相手が少しでも冷たい態度をとると見捨てられたと思い、批判（攻撃）し始めます。開業当初は、このような患者さんにふりまわされて心身ともにヘトヘトになったことがありました。またこの分野の患者さんは負のエネルギーを持たれて来院される方が多いので、一日何人もそのような患者さんを治療していると私自身もマイナス要素を受け止め過ぎて、心身ともに疲れ切ってしまうことがあります。そんな時は、負のエネルギーに振り回されない自分のやり方を決めています。それは二人の自分を使い分けるのです。一人は、患者さんに共感できる自分、もう一人は共感し受け止めた自分を客観的に観察する鍼灸師としての自分です。治療はこの二人の自分が出たり入ったりしながら進めています。

Q3 患者層を絞って診ることで、気をつけていることや工夫されていることはありますか?

患者さんが思うようによくならないときは、「治る」という意味の本質をもう一度再認識して治療にあたることにしています。患者さんが「治った」と思うこと、つまり「患者の気持ちの変化」が起こらなければ「治った」ことにはならないのではないかと思います。身体の治療だけではなく話を丁寧に聞いてあげることだけでも自覚症状が軽減することもあります。患者さんは自分の状態をわかってほしいと共感を求めているので、積極的に「何かを答えてあげよう」ではなく、「とにかく聞いてあげよう」という態度が大切だと思い、接しています。

取材してわかった！

成功治療院のつくり方

経営からすぐに取り入れられるテクニックまで

2013年6月10日　初版第1刷

編　者　医道の日本社編集部
発行者　戸部慎一郎
発行所　株式会社 医道の日本社

〒237-0068　神奈川県横須賀市追浜本町 1-105
電話　046-865-2161　FAX　046-865-2707

印　刷：ベクトル印刷株式会社
デザイン：有限会社 フロッグキングスタジオ

ISBN978-4-7529-9019-2 C3047